胃与肠

——消化道内分泌细胞瘤研究新进展

（日）《胃与肠》编委会　编著

《胃与肠》翻译委员会　译

辽宁科学技术出版社

·沈阳·

Authorized translation from the Japanese Journal, entitled
胃と腸 52巻4号
消化管内分泌細胞腫瘍の新知見
ISSN：0536-2180
編集：「胃と腸」編集委員会
協力：早期胃癌研究会
Published by Igaku-Shoin LTD., Tokyo Copyright © 2017

Simplified Chinese Characters published by Liaoning Science and Technology Publishing House, Copyright© 2020

图书在版编目（CIP）数据

胃与肠：消化道内分泌细胞瘤研究新进展 /（日）《胃与肠》编委会编著；《胃与肠》翻译委员会译. —沈阳：辽宁科学技术出版社，2020.5
ISBN 978-7-5591-1355-9

Ⅰ.①胃… Ⅱ.①胃… ②胃… Ⅲ.①消化系统疾病—内分泌病—肿瘤—研究进展 Ⅳ.① R735 ② R736

中国版本图书馆 CIP 数据核字（2019）第 245639 号

出版发行：辽宁科学技术出版社
　　　　　（地址：沈阳市和平区十一纬路25号 邮编：110003）
印 刷 者：辽宁新华印务有限公司
经 销 者：各地新华书店
幅面尺寸：182 mm×257 mm
印　　张：6.25
字　　数：200 千字
出版时间：2020 年 5 月第 1 版
印刷时间：2020 年 5 月第 1 次印刷
责任编辑：唐丽萍 丁 一
封面设计：袁 舒
版式设计：袁 舒
责任校对：尹 昭 王春茹

书　　号：ISBN 978-7-5591-1355-9
定　　价：80.00元

编辑电话：024-23284363 13386835051
E-mail：1601145900@qq.com
邮购热线：024-23284502
http：//www.lnkj.com.cn

目　录

序 消化道内分泌细胞瘤研究新进展

消化道内分泌细胞瘤处理规约及 WHO 分类

岩渊 三哉[1]

关键词 内分泌细胞瘤 类癌 内分泌细胞癌 NET NEC

[1] 新潟大学大学院保健学研究科检查技术科学分野
〒951-8518 新潟市中央区旭町通2-746 E-mail：iwafuchi@clg.niigata-u.ac.jp

前言

目前日本对于消化道（胃、结肠）的内分泌细胞瘤的组织学分类及组织类型名称采用基于胃癌、结肠癌处理规约[1,2]的日本分类和WHO分类[3]两种。本序言拟明确消化道内分泌细胞瘤的概念、日本分类和WHO分类对于疾病的理解方式、组织学分类判定标准及两种分类的组织类型名称内涵的不同。

消化道内分泌细胞瘤的概念

消化道内分泌细胞瘤是对原发于消化道的肿瘤性内分泌细胞，呈实性、索条状、玫瑰花结样、腺泡样细胞团等排列成特征性结构及富含毛细血管的纤细间质并形成实性肿块的癌肿的统称[4,5]。被日本消化道临床及病理学研究中心称为"消化道内分泌细胞瘤"的是将发生路径不同的两种肿瘤作为同一疾病进行研究的（图1）[4,5]。第一种是由消化道上皮干细胞来源，获得向内分泌细胞分化能力的幼稚内分泌细胞发生为主要路径的内分泌细胞瘤。这种肿瘤一般是由低异型性、低增殖能力的肿瘤性内分泌细胞构成的低恶性度癌。第二种是先发生的以管状腺癌为主的腺癌细胞向内分泌细胞分化而产生的肿瘤性内分泌细胞为主要路径的内分泌细胞瘤。这种肿瘤是由高异型性、高增殖能力的肿瘤性内分泌细胞构成的高恶性度癌。这两者具备都是由

肿瘤性内分泌细胞构成的共同点，但是两者从组织学来源、构成细胞的特性、基因异常、恶性度及预后等方面来讲是不同性质的肿瘤。

消化道内分泌细胞瘤的日本分类及WHO分类

日本分类和WHO分类在对疾病的思考方式和组织学分类标准方面不同[4,5]。日本的分类是基于日本病理形态学基础的肿瘤细胞异型性的组织学分类（表1）[5]。从肿瘤细胞的异型性来讲，第一种肿瘤为类癌，第二种肿瘤为内分泌细胞癌。两者放在同一条线上，并不单单是根据肿瘤的异型性、分化程度、细胞增殖能力不同来考虑，而是要将它们作为不同的疾病，从细胞、组织学所见严格区分开来，进行临床及病理学处理。在胃癌、结肠癌处理规约中已将类癌和内分泌细胞癌放在不同的位置。

WHO分类是综合肿瘤细胞形态、分化程度及核分裂象、基于Ki-67指数的肿瘤细胞增殖能力的组织学分类（表1）。但是实际上主要是基于肿瘤细胞的增殖能力的数值将前项第一种的肿瘤大致分为神经内分泌瘤（neuroendocrine tumor，NET），前项第二种的肿瘤分为神经内分泌癌（neuroendocrine carcinoma，NEC）。NET又分为G1和G2。WHO分类根据肿瘤细胞增殖能力的数值分为NET和NEC，按照肿瘤细胞的增殖能力的多少分为连续排列的NET G1、NET G2、NEC。

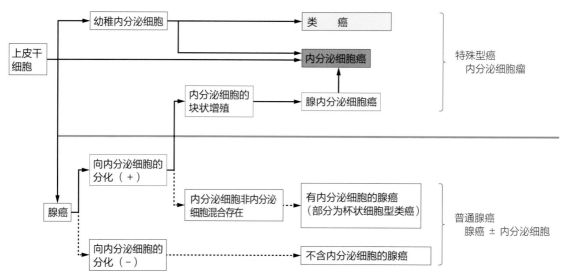

图1 消化道内分泌细胞瘤组织发生的主要路径假说

〔岩渕三哉, 他. 消化管内分泌細胞腫瘍の日本の分類と 2010 年 WHO 分類との対比. 胃と腸 48：941–955, 2013 より一部改変して転載〕

表1 消化道内分泌细胞瘤的日本分类和 WHO 分类

内分泌细胞瘤细胞、组织学	组成成分	内分泌细胞肿瘤成分	腺癌成分	日本分类	为了互换性将WHO分类部分改编记录方案	WHO 分类
低异型度	单纯型	+	–	类癌	neuroendocrine tumor (NET), G1 (carcinoid)	neuroendocrine tumor (NET) G1 (carcinoid)
					neuroendocrine tumor (NET), G2	neuroendocrine tumor (NET) G2
					neuroendocrine tumor (NET), G3	neuroendocrine carcinoma (NEC)
高异型度	单纯型	+	–	内分泌细胞癌	neuroendocrine carcinoma (NEC)	
	复合型	多量（70%以上）	少量（不足 30%）	腺内分泌细胞癌*	neuroendocrine carcinoma (NEC) with adenocarcinoma	neuroendocrine carcinoma (NEC)
		多量（30%以上）	多量（30%以上）		mixed adenoneuroendocrine carcinoma (MANEC)	mixed adenoneuroendocrine carcinoma (MANEC)
		少量（不足 30%）	多量（70%以上）		adenocarcinoma with neuroendocrine carcinoma (NEC)	adenocarcinoma

＊：不使用腺内分泌细胞癌的情况下，复合型癌上段使用"伴有腺癌的内分泌细胞癌"，下段使用"伴有内分泌细胞癌的腺癌"，中段根据占据癌灶的内分泌细胞癌和腺癌的优势成分使用"伴有腺癌的内分泌细胞癌"和"伴有内分泌细胞癌的腺癌"。

NET: 神经内分泌瘤；NEC: 神经内分泌癌；MANEC: 混合性腺神经内分泌癌；carcinoid: 类癌；adenocarcinoma: 腺癌。

〔岩渕三哉. カルチノイド腫瘍, 内分泌細胞癌. 深山正久, 他. 腫瘍病理鑑別診断アトラス胃癌, 第 2 版. pp 89–109, 文光堂, 2015 より一部改変して転載〕

WHO 分类是将 NET 和 NEC 作为同一种疾病对待。

消化道内分泌细胞瘤的组织类型名称的内容

在 WHO 分类中，本应为基本组织学名称的 NEC 不仅适用于"纯粹型 NEC"，还适用于日本分类中类癌的所谓的"NET G3"和"**表1** 的复合型癌的上段"（**表1** 的橙色部分）[4]。特别是所谓的"NET G3"和"真正的 NEC"共同存在于"NEC"这一组织学名称下，给消化道内分泌肿瘤的诊断和治疗带来很大的混乱。仅仅将**表1** 的复合型癌的中段（蓝色部分）命名为混合性腺神经内分泌癌（mixed adenoneuroendocrine carcinoma，MANEC）这一组织类型名称。根据肿瘤细胞的主要成分将**表 1**中复合型癌的上段和下段分为 NEC 或者腺癌，后者为高恶性度癌，这样忽视了与预后不良相关的 NEC 的存在。而且如**表 1**所示，"内分泌细胞癌及腺内分泌细胞癌的内分泌细胞癌部分"可以向 NEC 置换，但是不能从 NEC 向内分泌细胞癌逆置换。可以从 MANEC 向腺内分泌细胞癌置换，但是不能从腺内分泌细胞癌向 MANEC 逆置换。同理，从 NET 可以向类癌置换，但是不能从类癌向 NET 逆置换。理由是 NET 中不包括"所谓的 NET G3"（**表 1**的黄色部分）[1]。作为 WHO 分类的补充及与日本分类的互换性，将记录方法列在**表 1**中。

日本分类和 WHO 分类中有关消化道内分泌细胞瘤的组织学名称的内容不同，不能单纯互相置换。很明显，将 WHO 分类的组织类型名称原封不动地使用不能系统地体现消化道内分泌细胞瘤的特征，尤其是组织类型、肉眼所见、恶性度、自然史（组织发生、生长进展）。为了说明消化道内分泌细胞瘤的特征，进行恰当的诊断及治疗，积累基于日本分类的类癌、内分泌细胞癌的研究成果是必要的。

总结

笔者比较了消化道内分泌细胞瘤的日本分类及 WHO 分类，认为日本分类更恰当。消化道内分泌细胞瘤的分类及组织学类型在日本几乎是延续下来的，欧美、WHO 分类一直在变化。重要的是不要被分类和组织学名称的变化所迷惑，要基于肿瘤本身的诊断、治疗。

参考文献
[1] 日本胃癌学会（编）. 胃癌取扱い規約, 第14版. 金原出版, pp 33-54, 2010
[2] 大腸癌研究会（編）. 大腸癌取扱い規約, 第8版. 金原出版, pp 53-90, 2013
[3] Bosman FT, Carneiro F, Hruban RII, et al（eds）WHO Classification of Tumours of the Digestive System. IARC Press, Lyon, pp 10-417, 2010
[4] 岩渕三哉, 渡辺徹, 本間陽奈, 他. 消化管内分泌細胞腫瘍の日本の分類と2010年WHO分類との対比. 胃と腸 48:941-955, 2013
[5] 岩渕三哉. カルチノイド腫瘍, 内分泌細胞癌. 深山正久, 大倉康男（編）. 腫瘍病理鑑別診断アトラス胃癌, 第2版. pp 89-109, 文光堂, 2015

主题　消化道内分泌细胞瘤研究新进展

消化道内分泌细胞瘤的病理学特征

海崎 泰治[1]

小上 瑛也

原 季衣

青柳 裕之[2]

宫永 太门[3]

道传 研司

服部 昌和

摘要●内分泌细胞瘤分为进展缓慢的类癌和生长迅速、预后不良的内分泌细胞癌两大组织类型，各自的组织学来源不同。内分泌细胞瘤的组织学表现为比较均一的细胞呈巢状、实性增殖形成的单一的结构，如果关注到细胞异型性和坏死等特点就比较容易做出包括组织来源在内的组织学诊断。在 WHO 分类中针对胰腺及消化道内分泌细胞瘤（neuroendocrine neoplasm），不问组织学来源，根据细胞增殖能力分为，类癌 NET（neuroendocrine tumor，神经内分泌瘤）G1、NET G2，NEC（neuroendocrine carcinoma，神经内分泌癌）。我们在发表分类当时就针对将组织增殖力高的类癌和内分泌细胞癌这样来源及性质不同的肿瘤采用同一分类提出了质疑，并且近来在探索包括组织学来源在内的分类方法。

关键词　内分泌细胞瘤　消化道　类癌（NET，神经内分泌瘤）神经内分泌癌（NEC）

[1] 福井县立病院病理诊断科　〒910-8526福井市四ツ井2丁目8-1
　　E-mail：y-kaizaki-4a@pref.fukui.lg.jp
[2] 同　消化器内科
[3] 同　外科

前言

非内分泌脏器中的内分泌细胞瘤的起源是1907年 Oberndorfer[1] 首先将其与常规的癌比较，由低异型性细胞构成的、具有特征性组织结构、进展缓慢的小肠肿瘤命名为类癌开始的。其后证实支气管来源的肿瘤细胞内存在神经内分泌颗粒，将"非内分泌脏器的内分泌细胞瘤"等同于"类癌"这个名称[2]。由于肿瘤具有与名称的来源不同的内分泌特征，一度将内分泌细胞癌这样异型性高、预后不良的肿瘤误称为恶性类癌（malignant carcinoid），虽然产生了各种各样的误解，但存在肿瘤性内分泌细胞的各种肿瘤的概念在逐渐整理中。

临床上消化道内分泌细胞瘤虽然比较少见，但是还是能够遇到，由于是肿瘤性质，是从类癌到内分泌细胞癌范围广的病变，同时组织学来源复杂，因此这是会造成选择治疗方式困难的肿瘤。

本文将对现阶段仍然存在着各种问题的消化道内分泌肿瘤梳理组织学分类的变迁、病理学特征，同时阐述在病理诊断及临床处理上的误区。

消化道神经内分泌细胞瘤的分类

如前所述，消化道内分泌细胞瘤是从细胞异型性低的肿瘤这一概念开始的，由于同时具备内分泌特征，造成名称、分类的变迁极其混乱（**表1**）。

表1 消化道胰腺（神经）内分泌肿瘤分类的比较

规约分类（日本）	WHO 分类（2000）	WHO 分类（2010）	
类癌	well-differentiated (neuro) endocrine tumor	NET G1	
	well-differentiated (neuro) endocrine carcinoma	NET G2	
		(G3-WDNET)	NEC
内分泌细胞癌	poorly-differentiated (neuro) endocrine carcinoma	(PDNEC)	
	mixed exocrine-endocrine carcinoma	MANEC	

NET：神经内分泌瘤；WDNET：高分化 NET；NEC：神经内分泌癌；PDNEC：低分化 NEC；MANEC：混合性腺神经内分泌癌

表2 神经内分泌瘤（neuroendocrine neoplasm）的 WHO 分类（2010）

	Grading	核分裂数（10HPF）	Ki-67 index (%)
NET G1 (carcinoid)	G1	< 2	≤ 2
NET G2	G2	2 ~ 20	2 ~ 20
NEC	G3	> 20	> 20

20 世纪内分泌细胞瘤的分类无论是日本还是欧美都是根据组织学形态和生物学行为的不同，分为预后良好的类癌和预后极差的内分泌细胞癌［与 neuroendocrine carcinoma（NEC）几乎同义］两大类，在日本的胃癌、结肠癌的处理规约中至今仍沿袭这一分类[3, 4]。

而 2000 年的 WHO 分类[5]中不仅考虑组织学形态，还加上肿瘤的进展程度进行综合判定，将类癌分为 well differentiated（neuro）endocrine tumor 和 well differentiated（neuro）endocrine carcinoma，将相当于内分泌细胞癌的肿瘤根据是否存在腺癌成分分为 poorly differentiated（neuro）endocrine carcinoma 和 mixed exocrine-endocrine carcinoma。

2010 年的 WHO 分类[6]中仅根据细胞增殖能力分为 NET（neuroendocrine tumor）G1、NET G2、NEC（G3）（**表2**）。NEC 成分和腺癌成分混合的病例根据其比例采用了 MANEC（mixed adenoneuroendocrine carcinoma）这一诊断名称（**图1**）。

2010 年 WHO 分类中需要注意的是，在处理

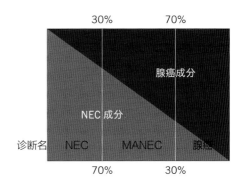

图1 NEC 与腺癌混合癌的 WHO 分类（2010）

规约分类中的类癌和内分泌细胞癌不仅是预后，其组织学所见和发生机制也是完全不同类的肿瘤。2010 年 WHO 分类的 NEC 中包含了类癌来源的 NET G3 和真正的 NEC（内分泌细胞癌）两种，为了将两者明确分开，近年来的论文提倡将其分为 G3-well differentiated NET（G3-WDNET）和 PDNEC（poorly differentiated NEC）[7]。

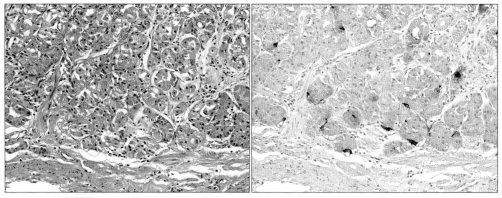

|a|b|

图2 正常胃黏膜中的内分泌细胞

a 正常胃底腺黏膜（HE 染色）。HE 不能观察到内分泌细胞。

b 正常胃底腺黏膜（嗜铬粒蛋白 A 染色）。以腺底部为中心，散在嗜铬粒蛋白 A 阳性细胞。

消化道内分泌细胞瘤的病理

1. 正常消化道组织中的内分泌细胞

内分泌细胞散在于消化道的各种上皮细胞内，对胃和肠的生理功能具有重要的调控作用。

胃黏膜不同部位的内分泌细胞分泌的激素根据存在部位有所不同，分泌胃泌素的 G 细胞存在于胃窦的腺颈部。G 细胞是亮色或淡蓝色。从胃体到胃底的胃底腺底部散在分泌组织胺的 ECL（enterochromaffin-like）细胞（**图2**）。这种细胞在一般的 HE 染色下不能识别。这些细胞的功能是：G 细胞分泌胃泌素，促进 ECL 细胞分泌组织胺，组织胺促进壁细胞分泌胃酸[8]。此外，幽门腺黏膜存在分泌 5- 羟色胺的 EC 细胞（enterochromaffin）和分泌生长抑素的 D 细胞，胃底腺黏膜内散在着 EC 细胞和分泌激素尚不清楚的 X 细胞。

小肠及结肠的内分泌细胞散在于以隐窝底部为中心的部位，面向间质侧的细胞质接触面较宽。分泌的激素根据存在部位不同，近端小肠以胆囊收缩素（cholecystokinin）、胰泌素（secretin）、肠抑胃肽（gastric inhibitory polypeptide）等为主，远端小肠以分泌肠高血糖素（enteroglucagon）、P 物质（substance P）、神经降压素（neurotensin）等为主[9]。在结肠中，右半结肠以 5- 羟色胺、神经降压素（neurotensin）为主，远端结肠、直肠以分泌包括多太 YY（peptide YY）在内的胰高血糖素系列肽类的

L 细胞为主[10]。

2. 内分泌细胞瘤的病理学特征

1）类癌（NET）

病理组织学上，类癌呈现特征性结构，呈现索条状、蝴蝶结状、细胞巢状、呈实性增殖，有时呈现玫瑰花结样结构及分泌黏液。肿瘤细胞由小圆形到多角形的形态均一的细胞构成，细胞界限不清。细胞核呈均一的圆形到卵圆形，核小体不明显，核分裂象极其罕见。细胞质呈弱酸性，呈微细颗粒状，常表现为 N/C 比低。肿瘤呈髓样增殖，间质比较少，但有时存在肿瘤细胞巢之间的肌纤维增生，毛细血管常丰富[11]（**图3**）。

2）内分泌细胞癌（NEC）

内分泌细胞癌中，高异型性的内分泌肿瘤细胞呈实性结节状，形成片状（sheet）细胞巢，伴随纤细的血管结缔组织并呈髓样增殖的形态。肿瘤细胞核分裂象多，常伴有坏死灶和假玫瑰花结样结构。有报道，在胃的内分泌细胞癌中，肿瘤的一部分（尤其是边缘部黏膜）多伴有管状腺癌的成分[12]。

内分泌细胞癌根据细胞形态和组织结构的特征分为小细胞型和大细胞型。小细胞型肿瘤细胞呈小型，且 N/C 比高，细胞质少，呈裸核样，核呈类圆形到短纺锤形，富含染色质。肿瘤细胞常呈片状（sheet）单调地增殖，细胞核之间像镶嵌进去一样呈现贴花样结构（**图4**）。大细胞型的

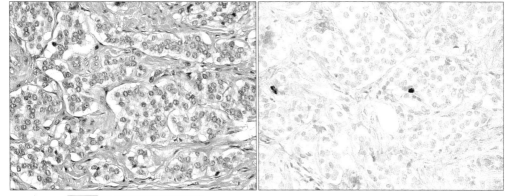

<table>
<tr><td>a</td><td>b</td></tr>
</table>

图3 消化道类癌的组织学像

a 类癌（NET G1）的 HE 染色像。具有小型、大小比较均一的核的上皮性肿瘤细胞，呈巢状、索条状增殖。

b Ki-67 免疫组织化学染色像。Ki-67 指数为 0.5%（相当于 NET G1）。

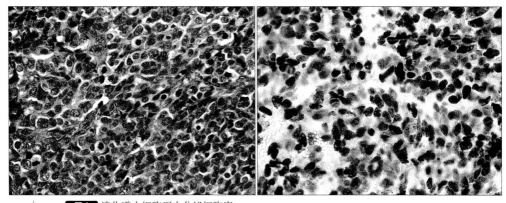

<table>
<tr><td>a</td><td>b</td></tr>
</table>

图4 消化道小细胞型内分泌细胞癌

a HE 染色像。中型到小型的 N/C 比高的细胞呈实性增殖，呈贴花样结构。散在核分裂像。

b Ki-67 免疫组织化学染色像。Ki-67 指数为 87%（相当于 NEC）。

核为大型，呈圆形到短纺锤形，有时呈多形性，染色质粗，也有核小体明显的病例。具有中等量到丰富的嗜酸性细胞质，呈现与小细胞型相同的实性巢样增殖。细胞巢边缘细胞核有时呈栅状排列（**图5**）。

小细胞癌由于其特征性组织学表现，在观察 HE 染色标本时就有可能做出诊断，但是大细胞型内分泌细胞癌通过 HE 染色标本常难以做出诊断，常诊断为低分化腺癌。为了确诊，需要追加免疫组化染色。

3）免疫组织化学染色所见

在内分泌细胞癌的诊断中，免疫组织化学染色是必需的，需要确认内分泌标志物的阳性所见。常用的标志物包括嗜铬粒蛋白 A（chromogranin A）和突触素（synaptophysin）染色，前者为特异性染色，但是随着未分化程度的加重染色减弱。后者虽然特异性略低，但是在内分泌颗粒少的情况下常仍表现为阳性。此外也用 CD56［NCAM（neural cell adhesion molecule）］等染色。NSE（neuron-specific enolase）的非特异性反应较多，所以不单独使用。内分泌标志物根据肿瘤的分化程度以及标本的固定条件结果容易有变化，有时候非内分泌细胞也呈阳性，因此需要掌握非标志物的特性。另外过去常用的嗜银染色中使用的 Grimelius 染色和 Fontana-Masson 染色由于染色不稳定，近年来很少使用。

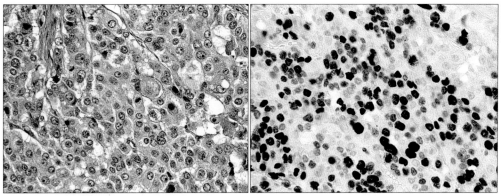

　　判断细胞增殖能力采用 Ki-67（一般为 MIB1 克隆）。实际评价时采用核标识率最高的区域（hot spot），计算该区域中的 500 ~ 2000 个肿瘤细胞中 Ki-67 阳性细胞率[5]。Ki-67 指数评价存在的问题包括由于固定条件和染色条件造成染色性变化，不仅在医疗机构之间，在同一机构内也会出现染色性的变化，另外阳性的染色浓淡判定标准尚未确立等。

　　内分泌细胞瘤包括功能性和非功能性，功能性肿瘤产生的各种激素在免疫组化也表现为阳性，但是在消化道非功能性较多，即使是功能性，如果没有出现肝转移等的情况几乎不会出现类癌综合征，因此很少检测产生的激素。

　　对于不能切除的内分泌细胞瘤（尤其是类癌）采用生长抑素制剂进行治疗。这种制剂与生长抑素受体 2a（SSTR2a）的结合力高，因此免疫组化检测 SSTR2a 对于预测治疗效果变得很重要[13]。

3. 各脏器内分泌细胞瘤的病理学特征

1）食管

（1）食管类癌

　　食管的内分泌细胞瘤中类癌是极其少见的，在日本，食管类癌不超过消化道类癌的 1.8%[14]，由于过去的病例报告包括合并腺癌以及明显的内分泌细胞癌，因此实际的类癌更少。发生部位以食管下段为主，在欧美，合并巴雷特腺癌的类癌的报告在增加[15]。组织学表现与其他消化道类癌一样，其组织学发生目前认为是由食管黏膜鳞状上皮基底层的嗜银细胞、食管贲门腺的嗜银细胞以及嗜铬细胞作为起源[16]。

（2）食管内分泌细胞癌

　　食管的内分泌细胞癌的用语存在混乱，有很多是过去报道的小细胞癌和未分化癌。根据日本食管学会 2009 年登记的病例统计，食管内分泌细胞癌的发生率为 0.4%[17]。发生部位在胸段食管中部为最多，占 56%，其次为胸部食管下段，与普通的食管癌具有相同的特征[18]。肉眼类型以局灶溃疡型（40%）最多，呈上皮下生长的特征，肿瘤的隆起急剧，中央存在凹陷，上皮覆盖到凹陷边缘，边缘呈刀切样，被认为伴有上皮内进展[19]。组织学所见除了内分泌细胞癌成分外，肿瘤的一部分，尤其是在肿瘤的边缘常伴有鳞状细胞癌，当肿瘤增大后有时候只有内分泌细胞癌的成分[20]。食管内分泌细胞癌的组织学发生被认为是在鳞状细胞癌的浸润过程中发生的内分泌细胞癌[21]。在欧美也有报道与食管黏膜内发生的腺癌复合存在[22]。

2）胃

（1）胃类癌

　　由于胃的类癌具有特征性发生机制，因此理解其组织发生是重要的[23]（**表3**）。

　　Ⅰ型类癌来源于 ECL 细胞，目前认为其发

表3 胃类癌的分类

	背景	高胃泌素血症	细胞来源	胃酸分泌	转移潜能	预后
Ⅰ型	A型胃炎	+	ECL细胞	↓	−/±	良好
Ⅱ型	伴发于MEN1的ZES	+	ECL细胞	↑	−/±	良好
Ⅲ型	散发性（sporadic）	−	无特定细胞	→	+	中等
（Ⅳ型）	壁细胞功能不全	+	ECL细胞	↓	?	?

ECL：肠嗜铬样（enterochromaffin-like）；MEN1：多发性内分泌肿瘤Ⅰ型（multiple endocrine neoplasia type 1）；ZES：Zollinger-Ellison综合征

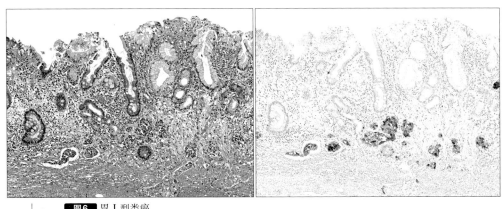

图6 胃Ⅰ型类癌
a HE染色。
b 嗜铬粒蛋白A染色，黏膜深部见多发的chromogranin A阳性的ECM。

生机制是由于高胃泌素血症造成ECL细胞增生进展为肿瘤这一途径（hyperplasia-dysplasia-neoplasia sequence）[24]。即由于A型胃炎（自身免疫性胃炎）造成壁细胞萎缩引起无酸，由于反馈引起幽门腺内G细胞刺激胃泌素分泌亢进，由于胃泌素的刺激造成胃体腺区域的ECL细胞增生，在腺管外形成内分泌细胞微小细胞巢（endocrine cell micronest，ECM），进一步肿瘤化，形成多发性类癌。因此在临床上不仅可见多发性类癌，还可见逆行性萎缩性胃炎（胃底腺区域萎缩，幽门腺区域不明显），高胃泌素血症、壁细胞抗体、无酸症等。病理组织学上可见胃底腺黏膜的萎缩、壁细胞消失、肠上皮化生、胃体前后壁的黏膜深层为中心形成ECM、微小类癌（microcarcinoid）、类癌（**图6**）。相反，在幽门腺区域无萎缩，可见G细胞的增生。据报道Ki-67指数大部分属于NET G1[25]。

Ⅱ型类癌与Ⅰ型一样为ECL细胞类癌，多发性内分泌肿瘤（multiple endocrine neopla-sia，MEN）Ⅰ型及Zollinger-Ellison综合征（Zollinger-Ellison syndrome，ZES）的高胃泌素血症引起没有萎缩的胃底腺ECL细胞增生造成ECM及多发类癌。在日本这是非常少见的疾病。病理组织学所见与Ⅰ型类癌相似，形成ECM及类癌，同时可见反映胃底腺区域没有萎缩的胃底腺囊性增生。此外，Ki-67指数与Ⅰ型类癌相同，常为低值[25]。

Ⅲ型类癌无特殊的发生背景，为散发型，无ECL细胞的增生，常为单发。但是有时发生于非A型胃炎的萎缩性黏膜，这种情况下也可以为多发[26]。病理组织学所见与Ⅰ型、Ⅱ型类癌相同，有时常为略大的肿瘤细胞团，转移率也稍高[27]。Ki-67指数常高，但是有报道不同的病例也有两极分化[20]和NET G1多的报告[28]，因此需要每个病例确认细胞增殖能力。

Ⅳ型类癌在近年来被认为可能是新的类型而被关注[29]。发生机制推测并非壁细胞的消失，而是功能不全（质子泵功能不全）造成胃酸分泌不全，高胃泌素血症，ECL细胞增生，形成多发性类癌。在胃底腺黏膜出现多发的类癌，与Ⅰ型相同，但是在背景黏膜出现胃底腺黏膜的肥厚，胃底腺扩张，壁细胞肥大，空胞化，细胞质突出等，出现服用质子泵抑制剂后的胃底腺类似的变化。

②胃内分泌细胞癌

胃内分泌细胞癌在胃内的发生率约为0.6%，非常低，发生部位胃下部：胃中部：胃上部 = 43：33：12，与普通胃癌相同[30]。由于进展迅速，大多数发现时为进展期癌。由于在初期以高分化腺癌为起源，因此表现为普通的腺癌，随着内分泌细胞癌的增加，表现为黏膜下肿瘤（submucosal tumor，SMT）样所见的隆起型和中心伴有凹陷的隆起 - 局灶溃疡型[11]。

有关组织学发生推测由一般的腺癌发生，在其中形成内分泌细胞癌。另外从黏液的观点可见内分泌细胞癌的早期病变的腺癌的特点，可见较多具有肠型或胃肠混合型黏液的肿瘤[12, 31]。

3）结肠

①结肠类癌

结肠的类癌发生于直肠下段的占绝对优势[32]。典型的肉眼所见为黄色、表面光滑的SMT样形态，肿瘤进一步生长后表面可以有结节状、中央凹陷及溃疡形成[32]。病理组织学所见与其他消化道类癌一样，是从黏膜深层到黏膜下层的具有纤细血管间质的肿瘤细胞呈髓样增殖。组织结构在肿瘤直径小的情况下呈索条状、蝴蝶结样、管状为多，肿瘤直径增大后常表现为实性肿瘤[32]。肿瘤细胞的来源多为L细胞[33]。

②结肠内分泌细胞癌

结肠内分泌细胞癌占结肠癌整体的0.1%～0.2%，非常少见。发生部位以直肠（约60%）最多，其次为乙状结肠（约15%），升结肠（约10%），横结肠（约10%），显示出与普通腺癌相同的分布[34]。结肠内分泌细胞癌的组织学发

生与胃相同，在普通腺癌的内部形成内分泌细胞癌的肿块，因此肉眼下在疾病初期表现为SMT样隆起型病变，随着腺癌成分的脱落，表现为局灶性溃疡[11]。

消化道内分泌细胞瘤病理诊断中的误区

1. 类癌与内分泌细胞癌的病理组织学鉴别诊断

Ki-67指数高的类癌（NET G2/G3）有时需要与内分泌细胞癌（NEC）进行病理学鉴别。这时鉴别诊断的基础是肿瘤细胞的异型性。类癌是由小～中型低异型性细胞组成，无核分裂象或即使有也是很少。结构主要为索条状、蝴蝶结样、小结节状、腺泡状，很少脉管浸润，无肿瘤坏死。而内分泌细胞癌在大细胞型中为大型、细胞质丰富的细胞呈结节状增殖，可见细胞巢边缘栅状排列；小细胞型可见裸核样小型细胞呈片状增殖。无论大细胞型还是小细胞型都有显著的脉管浸润，也可见较多的肿瘤坏死。如果注意到以上几点就比较容易鉴别。

2. 内分泌免疫组织化学染色标志物的具体使用方法

在内分泌细胞瘤的诊断中，要掌握各种内分泌标志物后进行染色及判读。一般怀疑内分泌细胞瘤时使用嗜铬粒蛋白A以及synaptophysin这两种抗体进行免疫组织化学染色。嗜铬粒蛋白A在一定范围内出现阳性时可以确诊为内分泌细胞瘤，但是如果只有synaptophysin阳性，也有可能是非特异性，需要追加CD56（NCAM）染色来确认其是否为阳性。如果CD56染色阴性，有可能为胃底腺型胃癌等非内分泌细胞瘤。在确定内分泌标志物时一定要用几个抗体来确认。

3. Ki-67免疫组织化学染色的注意点

对于WHO分类的NET G1/G2，NEC的临界值的问题会在后面叙述，但是对于消化道内分泌细胞瘤的恶性度的评价时Ki-67的免疫组化染色是不可或缺的。因此要在知晓Ki-67的染色特征的基础上评价各个病例是必需的。Ki-67染色是用染色性不稳定的抗体。Ki-67的染色率随着抗体种类、组织固定方法及固定时间、染色方法

出现明显的差别。在判定方面采用什么样的染色浓度作为判定标准尚未明确[35]。另外内分泌细胞瘤的 Ki-67 的染色性具有很高的异质性[36, 37]。像活检标本一样小的标本不一定能保证包含有"hot spot"，Ki-67 指数有时候不得不作为一种判断的参考。

4. 内分泌细胞瘤的活检诊断率

消化道内分泌细胞瘤与普通的消化道癌比较恶性度为两个不同的极端，因此治疗前的诊断是非常重要的。但是对内分泌细胞瘤的活检诊断的难度目前有若干报道。采用活检标本确诊为内分泌细胞癌的比率在胃为 29%[38]，25%[39]，结肠为 25%[40]，消化道整体为 16.7%[41]。作者所在医院最近治疗的 17 例胃的内分泌细胞癌中，采用活检标本诊断的为 29.4%（5/17 例），未能诊断的 12 例中，确认实性未分化成分（诊断为 por1）的为 10 例。在结肠（本刊岛田先生的文章中）13 例中仅有 1 例诊断为内分泌细胞癌，11 例包含了实性未分化成分。用小的活检标本怀疑内分泌细胞癌是接近不可能的，因此在发现具有实性未分化成分时（所谓的 por1 成分）有必要积极追加免疫组织化学染色。

而类癌由于细胞形态与普通的癌不同，异型度低，活检诊断并不难，据报道活检诊断率有 74%[39]，作者所在医院几乎全部可以诊断出来。

5. 消化道内分泌细胞瘤的病理诊断记录

消化道内分泌细胞瘤包括低恶性度的类癌、高恶性度的内分泌细胞癌，不管哪个都明确是恶性肿瘤。因此对于切除标本的病理诊断有必要将癌处理规约中要求的全部记载。对于诊断名称的使用，WHO 分类如前所述使用将组织来源混同的分类方法，因此推荐在记载核分裂象及 Ki-67 指数的同时，并用 WHO 分类和癌处理规约分类（类癌、内分泌细胞癌）。另外对于内分泌细胞瘤有必要记录 NEC 成分和腺癌成分的比率。

6. 看似不像内分泌细胞瘤的肿瘤内分泌标志物阳性的处理

在乳头状腺癌、管状腺癌、低分化腺癌等普通的癌中，有较多的内分泌细胞在非内分泌细胞内混合存在，有时会散在性、非实性存在（**图 7**）。这种癌为"具有向内分泌细胞分化的癌细胞的腺癌"，不诊断为内分泌细胞癌（NEC）。同样，内分泌细胞瘤中也有具有腺管结构和产生黏液的细胞。另外由于内分泌细胞癌原本就是由腺癌发生，因此伴有腺癌的成分也是常有的事情。鉴别方面应该将具有内分泌标志物弥漫性染色阳性的具有一定范围的肿瘤当作内分泌细胞瘤诊断。

7. composite tumor（合并腺癌 / 腺瘤和类癌）

胃的肠型腺瘤和低异型性腺癌的底部有时可见内分泌细胞巢簇集存在（**图 8**），在其他的消化道也有少数同样所见的报道。有报道对于这样的肿瘤称之为 composite tumor，但是没有一个明确的名称。推测这些与高异型性腺癌向高异型性内分泌细胞癌分化一样，由低异型性肿瘤向低恶性度内分泌细胞胞巢分化、发生[42]。这些肿瘤的生物学行为取决于与肿瘤成分合并的内分泌细胞瘤成分的各自恶性度高的部分，因此希望不要由于合并内分泌细胞瘤成分就马上诊断 MANEC 等，做出过度诊断。

消化道内分泌细胞瘤临床处理中的误区

1. NET G1 和 NET G2 的生物学行为

WHO 分类中将 NET 分为 Ki-67 指数在 2% 以下的 G1 和超过 2% 的 G2。这一临界值是根据胰腺内分泌细胞瘤（Langerhans 岛肿瘤）制定的[43-45]。但是，在消化道内分泌细胞瘤领域，2010 年发表 WHO 分类的当时尚无 Ki-67 指数的临界值，其后的 2011 年有报道对于胃类癌的多例（209 例）的研究显示 Ki-67 的临界值的作用[25]，但是在直肠类癌也有报道没有意义[33]。目前尚处于混沌状态。

2. 大细胞型内分泌细胞癌和小细胞癌的生物学行为

内分泌细胞癌（NEC）与肺神经内分泌瘤一样，在消化道也分为大细胞型和小细胞型。消化道的内分泌细胞癌的来源都是由腺癌脱分化形成的，针对两者的生物学行为的比较研究的报告

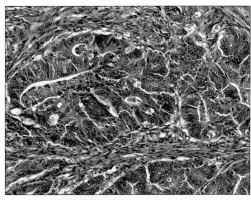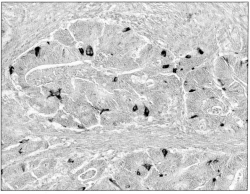

a | b

图7 很多内分泌细胞混在的胃腺癌

a HE 染色像。明显的腺癌组织。

b 嗜铬粒蛋白 A 染色像。癌腺管内散在多个嗜铬粒蛋白 A 染色阳性细胞，但是这样的病例不看作内分泌细胞癌。

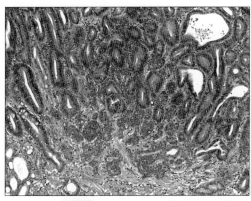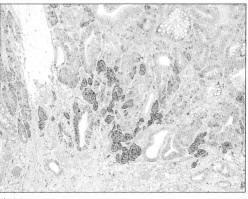

a | b

图8 composite tumor（胃腺癌和类癌混合存在）

a HE 染色像，在高分化型管状腺癌的深部可见小型细胞的胞巢状增殖。

b 嗜铬粒蛋白 A 染色像。小型细胞的胞巢可见嗜铬粒蛋白 A 染色阳性。背景中癌腺管散在阳性细胞。Ki-67 指数为 1% 左右。这样的病例不能诊断为 MANEC。

较少，荷兰根据癌症登记进行的研究中[46]，5 年生存率在小细胞癌为 6%，大细胞癌为 32%，对于肿瘤不同进展度的比较也显示小细胞癌预后不良。这一报告是将胰腺和消化道合并起来的研究，尤其是胰腺更具有这样的倾向。在限定于消化道的研究中，小细胞癌和大细胞癌的预后没有差别，其他的临床病理学也没有差异[22, 47, 48]。

3. 胰腺和消化道内分泌细胞瘤的不同

如前所述，消化道的神经内分泌瘤（neuroendocrine neoplasm）的 WHO 分类主要是基于胰腺的胰岛细胞肿瘤为基础制定的，把组织来源不同的胰腺和消化道以相同的标准讨论就会产生问题，有必要在理解了消化道和胰腺内分泌细胞瘤特征不同的基础上再使用此标准。

胰腺的内分泌细胞瘤大部分来自胰岛或者胰管来源的类癌（NET），极少数为胰管来源的内分泌细胞癌[49]。内分泌细胞癌的来源与消化道相同，由胰管癌分化而来，具有高度异型性、高增殖能力。胰腺 NET 中的一部分具有高度的增殖能力，满足 NEC 的诊断标准。但是有时候会遇到组织学形态不满足 NEC（所谓的 NET G3）的病例，会成为问题。

而消化道的内分泌细胞瘤，包括由消化道内分泌细胞起源的类癌（NET）和消化道癌来源的内分泌细胞癌，这些与胰腺相同。但是消化道的 NET 中几乎没有满足 NEC 的标准而具有高增殖能力的肿瘤，几乎不存在病理学上不好鉴别 NET 和 NEC 的病例。

总结

本文介绍了消化道内分泌细胞癌的病理。类癌的内镜及病理诊断并不困难，但是临床处理总是存在问题。而内分泌细胞癌包括活检诊断在内，目前病理的检出尚不充分。我们要不断思考研究这些问题，揭示肿瘤的病理学特征。如果本文对于消化道内分泌细胞癌的病理及临床有些帮助，我们将会感到欣慰。

参考文献

[1] Oberndorfer S. Karzinoide tumoren des dünndarms. Frankfurt Z Path 1:426-432, 1907
[2] Bensch K, Gordon GB, Miller LR. Electron microscopic and biochemical studies on the bronchial carcinoid tumor. Cancer 18:592-602, 1965
[3] 日本胃癌学会（編）. 胃癌取扱い規約, 第14版. 金原出版, pp 8-9, 2010
[4] 大腸癌研究会（編）. 大腸癌取扱い規約, 第8版. 金原出版, pp 5-28, 2013
[5] Solcia E, Klöppel G, Sobin LH, et al. World Health Organization Histological Classification of Tumours. Histological Typing of Endocrine Tumours, 2nd ed. Springer-Verlag, Berlin, 2000
[6] Rindi G, Arnold R, Bosman FT, et al. Nomenclature and classification of neuroendocrine neoplasms of the digestive system. In Bosman FT, Carneiro F, Hruban RH, et al (eds) WHO Classification of Tumours of the Digestive System. IARC, Lyon, pp 13-14, 2010
[7] Vélayoudom-Céphise FL, Duvillard P, Foucan L, et al. Are G3 ENETS neuroendocrine neoplasms heterogeneous? Endocr Relat Cancer 20:649-657, 2013
[8] Owen DA. Stomach. In Mills SE (ed). Histology for Pathologists, 4th ed. Wolters Kluwer/Lippincott Williams & Wilkins, Philadelphia, pp 633-646, 2012
[9] Petras RE. Normal small intestine: anatomy, specimen dissection and histology relevant to pathological practice. In Stepherd NA, Warren BF, Williams GT, et al (eds). Morson and Dawson's Gastrointestinal Pathology, 5th ed. Wiley-Blackwell, Oxford, pp 281-292, 2013
[10] Hutchins G, West NP, Quirke P. Normal large intestine: anatomy, specimen dissection and histology relevant to pathological practice. In Stepherd NA, Warren BF, Williams GT, et al (eds) Morson and Dawson's Gastrointestinal Pathology, 5th ed. Wiley-Blackwell, Oxford, pp 511-523, 2013
[11] 岩渕三哉, 渡辺英伸, 石原法子, 他. 消化管のカルチノイドと内分泌細胞癌の病理—その特徴と組織発生. 臨消内科 5:1669-1681, 1990
[12] 岩渕三哉, 草間文子, 渡辺徹, 他. 胃の内分泌細胞癌の特性. 病理と臨 23:966-973, 2005
[13] 日本神経内分泌腫瘍研究会（編）. 膵・消化管神経内分泌腫瘍（NET）診療ガイドライン2015年, 第1版. 金原出版, 2015
[14] Soga J. Carcinoid tumors: a statistical analysis of a Japanese series of 3,126 reported and 1,180 autopsy cases. Acta Med Biol 42:87-102, 1994
[15] Hoang MP, Hobbs CM, Sobin LH, et al. Carcinoid tumor of the esophagus: a clinicopathologic study of four cases. Am J Surg Pathol 26:517-522, 2002
[16] 山根哲実. 食道カルチノイド. 外科 58:1318-1322, 1996
[17] Tachimori Y, Ozawa S, Numasaki H, et al. Comprehensive registry of esophageal cancer in Japan, 2009. Esophagus 13:110-137, 2016
[18] 伊井和成, 平野雅弘, 喜多嶋和晃, 他. 食道小細胞型未分化癌の1例—本邦報告例の内視鏡所見の検討. Gastroenterol Endosc 41:2368-2373, 1999
[19] 幕内博康, 鬼島宏. 食道原発未分化癌の診断と治療. 病理と臨 20:479-488, 2002
[20] 海崎泰治, 細川治, 浅海吉傑, 他. 消化管内分泌細胞腫瘍の病理学的特徴—上部消化管（食道・胃・十二指腸）を中心に. 胃と腸 48:957-970, 2013
[21] 田久保海誉, 本間尚子, 相田順子, 他. 食道小細胞癌の病態・診断・治療. 臨消内科 21:1377-1383, 2006
[22] Maru DM, Khurana H, Rashid A, et al. Retrospective study of clinicopathologic features and prognosis of high-grade neuroendocrine carcinoma of the esophagus. Am J Surg Pathol 32:1404-1411, 2008
[23] Rindi G, Luinetti O, Cornaggia M, et al. Three subtypes of gastric argyrophil carcinoid and the gastric neuroendocrine carcinoma: a clinicopathologic study. Gastroenterology 104:994-1006, 1993
[24] Itsuno M, Watanabe H, Iwafuchi M, et al. Multiple carcinoids and endocrine cell micronests in type A gastritis. Their morphology, histogenesis, and natural history. Cancer 63:881-890, 1989
[25] La Rosa S, Inzani F, Vanoli A, et al. Histologic characterization and improved prognostic evaluation of 209 gastric neuroendocrine neoplasms. Hum Pathol 42:1373-1384, 2011
[26] 海崎泰治, 細川治, 津田昇志, 他. A型胃炎を伴わない多発性胃カルチノイドの1例. 胃と腸 28:1477-1482, 1993
[27] 岩下明德, 高山成吉, 尾石樹泰, 他. 胃カルチノイドの臨床病理学的検索—特にType I（A型胃炎に合併）とType III（sporadic）のリンパ節転移率について. 胃と腸 35:1365-1380, 2000
[28] 赤松泰次, 海崎泰治, 斉藤裕輔. Type III（sporadic type）胃カルチノイド腫瘍の多施設集計. 胃と腸 48:1023-1028, 2013
[29] Ooi A, Ota M, Katsuda S, et al. An usual case of multiple gastric carcinoids associated with diffuse endocrine cell hyperplasia and parietal cell hypertrophy. Endocr Pathol 6:229-237, 1995
[30] 西倉健, 味岡洋一, 渡邉玄. 胃内分泌細胞癌の病態・診断・治療. 臨消内科 21:1399-1408, 2006
[31] 海崎泰治, 細川治, 宮永太門, 他. 特殊な成り立ちの早期胃癌—内分泌細胞癌. 胃と腸 44:730-734, 2009
[32] 斉藤裕輔, 岩下明德, 飯田三雄. 大腸カルチノイド腫瘍の全国集計—大腸カルチノイド腫瘍の治療方針. 胃と腸 40:200-213, 2005
[33] Kim JY, Kim KS, Kim KJ, et al. Non-L-cell immunophenotype and large tumor size in rectal neuroendocrine tumors are associated with aggressive clinical behavior and worse prognosis. Am J Surg Pathol 39:632-643, 2015
[34] 河内洋, 小池盛雄. 大腸カルチノイドおよび内分泌細胞癌

―第62回大腸癌研究会アンケート結果を中心に. 武藤徹一郎(監), 渡辺英伸, 杉原健一, 他(編). 大腸疾患NOW 2006. 日本メディカルセンター, pp 179-185, 2006

[35] 畑中豊, 長谷川匡, 松野吉宏. Ki-67・細胞増殖マーカー――診断編. 病理と臨 29:302-307, 2011

[36] Couvelard A, Deschamps L, Ravaud P, et al. Heterogeneity of tumor prognostic markers: a reproducibility study applied to liver metastases of pancreatic endocrine tumors. Mod Pathol 22:273-281, 2009

[37] Yang Z, Tang LH, Klimstra DS. Effect of tumor heterogeneity on the assessment of Ki-67 labeling index in well-differentiated neuroendocrine tumors metastatic to the liver: implications for prognostic stratification. Am J Surg Pathol 35:853-860, 2011

[38] 松本啓志, 清水香代子, 長嶋雄一, 他. 胃内分泌細胞癌の内視鏡像. 臨消内科 18:1805-1809, 2003

[39] Liang J, Liu S. Clinicopathological features of the primary gastric neuroendocrine neoplasms. Zhonghua Zhong Liu Za Zhi 36:522-528, 2014

[40] 安田祥浩, 寿美哲生, 松土尊映, 他. 同時性多発肝転移を認め, 極めて予後不良であった上行結腸内分泌細胞癌の2例. 日本大腸肛門病会誌 61:95-100, 2008

[41] Peng C, Shen S, Zhang X, et al. Limited stage small cell carcinoma of the gastrointestinal tract: a clinicopathologic and prognostic analysis of 27cases. Rare Tumors 5: e6, 2013

[42] Estrella JS, Taggart MW, Rashid A, el al. Low-grade neuroendocrine tumors arising in intestinal adenomas: evidence for alterations in the adenomatous polyposis coli/β-catenin pathway. Hum Pathol 45:2051-2058, 2014

[43] Ekeblad S, Skogseid B, Dunder K, et al. Prognostic factors and survival in 324 patients with pancreatic endocrine tumor treated at a single institution. Clin Cancer Res 14:7798-7803, 2008

[44] Fisher L, Kleeff J, Esposito I, et al. Clinical outcome and long-term survival in 118 consecutive patients with neuroendocrine tumours of the pancreas. Br J Surg 95:627-635, 2008

[45] La Rosa S, Klersy C, Uccella S, et al. Improved histologic and clinicopathologic criteria for prognostic evaluation of pancreatic endocrine tumors. Hum Pathol 40:30-40, 2009

[46] Korse CM, Taal BG, van Velthuysen ML, et al. Incidence and survival of neuroendocrine tumours in the Netherlands according to histological grade: experience of 2 decades of cancer registry. Eur J Cancer 49:1975-1983, 2013

[47] Shia J, Tang LH, Weiser MR, et al. Is nonsmall cell type high grade neuroendocrine carcinoma of the tubular gastrointestinal tract a distinct disease entity? Am J Surg Pathol 32:719-731, 2008

[48] Bernick PE, Klimstra DS, Shia J, et al. Neuroendocrine carcinomas of the colon and rectum. Dis Colon Rectum 47: 163-169, 2004

[49] Ito T, Igarashi H, Nakamura K, et al. Epidemiological trends of pancreatic and gastrointestinal neuroendocrine tumors in Japan: a nationwide survey analysis. J Gastroenterol 50:58-64, 2015

Summary

The Pathological Characteristics of Endocrine Cell Tumor of the Gastrointestinal Tract

Yasuharu Kaizaki[1], Akiya Kogami,
Toshie Hara, Hiroyuki Aoyagi[2],
Tamon Miyanaga[3], Kenji Dohden,
Masakazu Hattori

Endocrine cell tumor is classified as carcinoid tumor with slow growth, and ECC (endocrine cell carcinoma) is characterized with rapid growth and poor prognosis. The mechanism of development of both these tumors is different. The histological findings of endocrine cell tumors show a monotonous structure consisting of alveolar or solid growth with relatively homogeneous cells. The presence of atypia or necrosis of cells makes it relatively easy to make a diagnosis and also gives information about tissue origin. In the WHO classification, neuroendocrine neoplasms of the pancreas and gastrointestinal tract are together classified as NET (neuroendocrine tumor) G1, NET G2, and NEC (neuroendocrine carcinoma) with cell proliferation ability, without the consideration of tissue origin. The problem that persists since the announcement of the classification is that the tumors of different origin and characteristics such as carcinoids with high cell proliferation ability and endocrine cell carcinoma are grouped under the same classification. Recently, a classification that includes tumor origin is under consideration.

[1] Department of Pathology, Fukui Prefectural Hospital, Fukui, Japan
[2] Department of Gastroenterology, Fukui Prefectural Hospital, Fukui, Japan
[3] Department of Surgery, Fukui Prefectural Hospital, Fukui, Japan

主题　消化道内分泌细胞瘤研究新进展

食管神经内分泌细胞癌的内镜诊断

——形态学、病理组织学特征及诊疗中存在的问题

千野 修[1]

幕内 博康[2]

小泽 壮治[3]

岛田 英雄[4]

西 隆之

木势 佳史[3]

叶梨 智子[1]

山本 壮一郎[3]

原 正

小熊 润也

数野 晓人

宇田 周司[5]

山崎 康[1]

梶原 博[6]

中村 直哉

今井 裕[7]

摘要●食管神经内分泌细胞癌是罕见的特殊组织类型肿瘤, 在日本发生率不超过 0.3%。包括单纯型及与其他癌并存的复合型, 并存癌以鳞状上皮癌多见。本病分为小细胞型和非小细胞型 (大细胞型), 多数为小细胞型。由于具有向神经内分泌细胞分化的倾向, 突触素、嗜铬粒蛋白 A、CD56 (N–CAM) 的免疫组织化学染色阳性为其诊断标准, 但是有时用内镜活检组织不能做出诊断。本病从上皮基底层附近发生, 向黏膜下层深浸润性生长, 呈现向上皮下发育倾向。表浅型表现为 0–I 型, 进一步生长后多表现为 1 型或 2 型。内镜下形态学特点为肿瘤呈现急剧的隆起, 边缘呈刀切样, 非肿瘤上皮覆盖到中央凹陷处, 有时伴有鳞状上皮癌向上皮内延伸。放大内镜下常呈现不规则细小的网状血管 (Type R: reticular)。T1b 病例可以进行 ESD 及外科切除在内的多学科治疗, 但是 T2 以深的病例预后极差, 目前推荐优先考虑非外科治疗。

关键词　食管癌　食管神经内分泌细胞癌　小细胞型　非小细胞型　内镜诊断

[1] 東海大学医学部付属東京病院外科　〒151–0053東京都渋谷区代々木1丁目2–5
[2] 東海大学医学部
[3] 東海大学消化器外科
[4] 東海大学医学部付属大磯病院外科
[5] 東海大学医学部付属八王子病院外科
[6] 東海大学病理診断科
[7] 東海大学放射線診断科

前言

食管原发性神经内分泌细胞癌是比较少见的特殊组织类型肿瘤。从 1952 年 McKeown[1] 最初报道以来, 有散在的病例报告, 其发生率占食管恶性肿瘤的 1% ~ 4.7%[2, 3]。根据日本食管学会的日本食管癌综合登记处 (Comprehensive Registry of Esophageal Cancer inJapan, 2007[4]) 统计结果, 内分泌细胞癌 (小细胞型) 在日本的发生率不超过 0.3%, 是预后极差的恶性肿瘤, 但是目前没有标准的治疗方法。由于其特异性生物学恶性度决定了与其他食管癌治疗方针的不同, 为了得到恰当的治疗, 正确的临床及病理诊断是重要的。近年来虽然 NBI (narrow bandimaging) 加放大内镜观察有了飞跃的进步, 但是在食管神经内分泌细胞癌的诊断中, 治疗前的常规内镜观察仍是基础, 在理解了病变的形态学特点的基础上进行活检可以确诊[5]。在食管癌处理规约中, 一直

到第 9 版本病都是作为未分化型食管癌，分为小细胞型和非小细胞型。从第 10 版开始作为内分泌细胞瘤将类癌和内分泌细胞癌归类进去，后者根据肿瘤细胞的大小分为小细胞型和非小细胞型。而且将未分化癌作为独立的组织类型分类。现在的食管癌处理规约第 11 版将神经内分泌细胞瘤称为 neuroendocrine cell tumor，神经内分泌瘤［neuroendocrine tumor（NET G1 or NET G2）］，相当于旧分类的类癌，神经内分泌细胞癌（neuroendocrine carcinoma，NEC）相当于内分泌细胞癌[5]。消化道的内分泌细胞为消化道上皮干细胞来源，日本的"内分泌细胞癌"是更为正确的称呼。

在本文中以内镜表现为中心，阐述食管神经内分泌细胞癌的形态学特征及病理组织学所见，包括 1985—2013 年作者所在科室经历的 53 例的临床、病理学所见。对于临床病理学的各因子和疾病类型分类遵循食管癌处理规约第 11 版[5]。

食管神经内分泌细胞癌的病理诊断

食管癌约 90% 为鳞状上皮癌[4]，我们要认识到神经内分泌细胞癌的活检组织学诊断会影响治疗方案的选择。当内镜检查的医师从其形态学特征已怀疑本病时，要在报告书中记载下来并给病理医生提示，这些对于其后的病理诊断很重要。病理医生使用免疫组化方法正确诊断特殊组织类型肿瘤的努力是必要的。目前认为在小细胞癌的原发脏器中，食管是除了肺以外发生率最高的器官[1, 2]。

1. 病理学特征

食管神经内分泌细胞癌的肿瘤边缘部呈现向黏膜固有层深部浸润增殖的上皮下生长倾向，常被覆非肿瘤性上皮[6-8]。根据肿瘤细胞的大小分为小细胞型（图1~图3）和非小细胞型（大细胞型）（图4）[5]，多数为小细胞型，我们的 53 例中小细胞型占 49 例（92.5%）。神经内分泌细胞癌包括肿瘤全部由神经内分泌癌细胞构成的单纯型和同一肿瘤内并存其他肿瘤成分的复合型[6-9]。

复合型中多并存鳞状上皮癌，也有印戒细胞癌的报道[10]。结合我们的病例，复合型约占半数，在肿瘤分化的方向性上具有特征性[6-10]。

食管神经内分泌细胞癌的组织细胞学特征为肿瘤细胞的染色质增加，N/C（nucleocytoplasmic）比高，具有圆形或类圆形细胞核，细胞质少。肿瘤细胞呈大小不同的细胞巢、不规则的索条状或蝴蝶结、玫瑰花结样[5, 6]。有时在电子显微镜下可见细胞质内的内分泌颗粒[6]。

2. 基于食管活检标本的组织学诊断的特征

如果在活检标本中取到具有 N/C 比高、圆形到类圆形细胞核的典型的肿瘤细胞时，病理诊断比较容易。但是有时候由于受细胞密度增加的影响或者活检标本容易被破坏等使诊断不能明确[6]。而且癌组织有时被非肿瘤上皮覆盖，这也可以说是食管神经内分泌细胞癌活检组织的特征。

有时候食管神经内分泌细胞癌的内镜活检不能取到充分的癌组织。其原因包括以下 3 点：①浸润到黏膜固有层以深的癌组织常被非肿瘤性食管上皮覆盖；②形成溃疡的肿瘤性溃疡底常被坏死组织覆盖；③有时会取到并存的鳞状上皮癌。我们的病例在第一次活检中 41 例（77.4%）诊断为神经内分泌细胞癌，12 例（22.6%）诊断为鳞状上皮癌。当可疑本病时，要在肿瘤露出部位取数个活检。另外有必要努力去取被覆非肿瘤上皮下的肿瘤组织。当内镜检查从临床上怀疑食管神经内分泌细胞癌时，要将内镜下的信息记录下来并与病理医师取得联系，即使在活检组织诊断为鳞状上皮癌也不能否定本病，要认识到需要再活检或进行免疫组织化学染色。

在食管活检标本中需要与本病鉴别的主要是低分化鳞癌，还包括发生率低的恶性黑色素瘤、恶性淋巴瘤等[6]。低分化鳞癌看不到角化，向鳞状细胞分化倾向低，与典型的小细胞型神经内分泌细胞癌比较细胞呈大细胞型，因此与大细胞型癌的鉴别会成为问题。对于恶性黑色素瘤，如果见到含有黑色素颗粒的肿瘤细胞时诊断是容易的，但是没有黑色素颗粒的肿瘤细

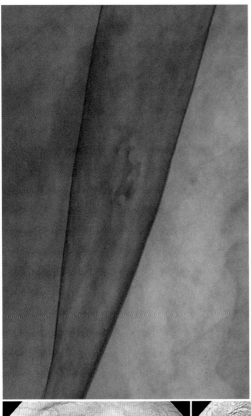

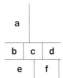

图1 食管神经内分泌细胞癌（小细胞型，Lt）0-Ⅰs型（治疗：手术＋术后辅助化疗）

a 食管X线造影图像。在Mt发现伴有表面凹陷的广基型低隆起。

b 白光内镜图像。可见边缘呈环堤样隆起的低隆起，肿瘤内部呈结节样，但是表面被非肿瘤性上皮细胞覆盖，具有光泽。

c 碘染色像。肿瘤呈现碘染色，为上皮卜生长。

d NBI观察像。肿瘤的隆起部分未见明显的棕色区域。

e,f 病理组织像（HE染色，高倍放大）小型肿瘤细胞呈染色质丰富，N/C高，癌细胞巢呈不规则的索条状排列。CD56（N-CAM）阳性，突触素阳性，嗜铬粒蛋白A阴性，为T1b-SM3，N1，M0，Stage Ⅱ。

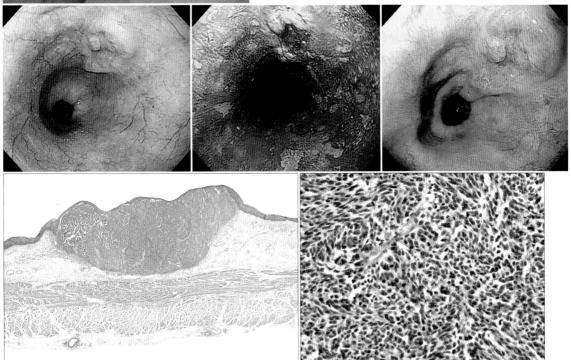

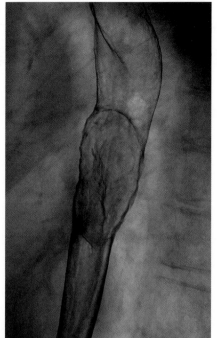

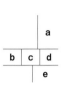

		a
b	c	d
		e

图2 食管神经内分泌细胞癌（小细胞型，Lt）1型（治疗：化疗）

a 食管 X 线造影像。Lt 可见与周围界限清楚的明显的隆起型病变，表面伴有不规则的凹陷。

b 常规内镜像。Lt 可见急剧隆起的边缘呈上皮下生长倾向的隆起型病变。

c 碘染色像。隆起周围被非肿瘤上皮覆盖，呈染色。

d NBI 观察像。隆起顶端呈棕色区域而被强调。

e 活检病理组织像（HE 染色，高倍放大）。可见小的细胞巢样增殖的小细胞癌。CD56（N-CAM）阳性，突触素阳性，嗜铬粒蛋白 A 阴性。

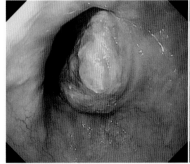 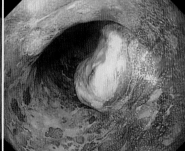 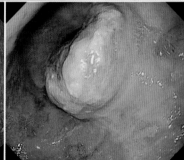

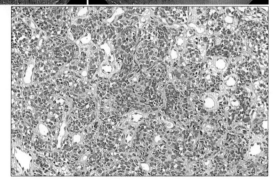

（amelanotic melanoma），在活检组织中有时候可能出现比较小型的肿瘤细胞，免疫组化（HMB45 阳性）更具有鉴别作用。恶性淋巴瘤有时候在活检标本中会出现 N/C 比较高的小型肿瘤细胞，免疫组化（淋巴细胞标志物）对鉴别诊断有作用。

3. 免疫组化所见

食管神经内分泌细胞癌具有向神经内分泌细胞的分化倾向，嗜铬粒蛋白 A、突触素、CD56（N-CAM）等神经内分泌细胞标志物的免疫组化染色阳性是诊断标准里必需的[5]。但是有报

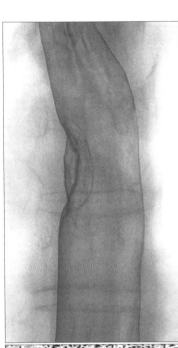

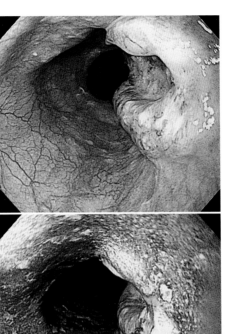

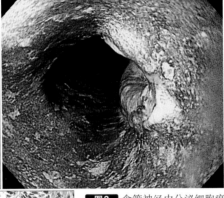

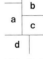

图3 食管神经内分泌细胞癌（小细胞型，Mt）2型（治疗：化疗）

a 食管X线造影像。Mt见伴有环堤隆起的局限溃疡型肿瘤。

b 白光内镜像。可见急剧隆起的伴有环堤的2型食管进展期癌。溃疡底深凿样，伴有轻度白苔。

c 碘染色像。可见与溃疡部位一致的碘不染色区域，环堤外缘被覆非肿瘤上皮，呈现染色。

d 活检病理组织像（HE染色，高倍放大）。小型肿瘤细胞富含染色质，N/C比高，形成大小不等的细胞巢，呈不规则的索条状排列。CD56（N-CAM）阳性，突触素阳性，嗜铬粒蛋白A阴性。

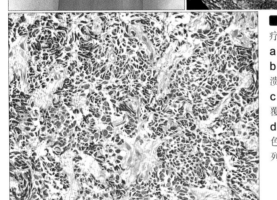

道内镜活检取到Grimelius染色阳性的嗜银细胞及嗜铬粒蛋白A阳性的细胞的比例不超过20%左右[6]。目前认为突触素的阳性率为70%左右，NSE（neuron specific enolase，神经元特异性烯醇化酶）阳性率为50%左右[6]。我们的病例免疫组化染色阳性率为嗜铬粒蛋白A 43.4%，突触素75.5%，CD56（NCAM）96.2%。本病常常为部分肿瘤细胞呈现向神经内分泌细胞的分化，因此采用活检标本100%获得神经内分泌细胞分化倾向

的诊断是困难的，因此HE染色下的病理组织学所见非常重要。此外有少数报道用电子显微镜观察神经内分泌颗粒[6]。

从组织发生学观点来看，①存在Grimelius染色下嗜银染色阳性的肿瘤性嗜银细胞，电子显微镜下观察到肿瘤细胞内的神经内分泌颗粒，据此，有认为本病是从食管上皮基底层的非肿瘤性嗜银细胞来源的学说；②从与鳞状上皮癌等肿瘤成分具有较高的并存率来判断，有肿瘤的二次

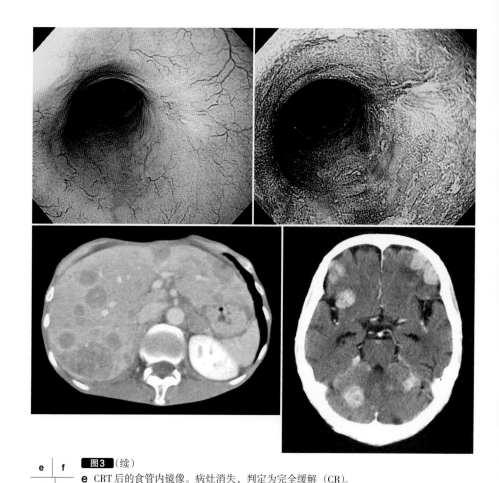

| e | f |
| g | h |

图3（续）

e CRT后的食管内镜像。病灶消失，判定为完全缓解（CR）。

f 碘染色像。

g, h CT像。CRT后23个月，多发肝转移（**g**），再次多发脑转移（**h**），为原发病死亡。

发生学说。

食管神经内分泌细胞癌的临床诊断

食管神经内分泌细胞癌发病率低，但是由于生物学恶性度高，因此在内镜检查时要掌握形态学特征，注意到存在本病的可能性。

1. 常规内镜下的形态学特征

食管神经内分泌细胞癌是由黏膜上皮基底层附近的细胞发生，呈现downward growth，由于从黏膜固有层向黏膜下层以深的部位浸润性生长，因此常覆盖非肿瘤性复层上皮[6-9]。表浅型常表现为0-Ⅰ型等隆起型（**图1**、**图4**），进一步进展呈1型（**图2**）或2型（**图3**）。肿瘤的隆起或溃疡型肿瘤的环堤坡度急剧，边缘常被非肿瘤上皮覆盖[6-8]。常规内镜下特征包括以下5条：①向上皮下生长倾向；②肿瘤的隆起急剧；③肿瘤中央凹陷的边缘或环堤被非肿瘤性上皮覆盖，边缘刀切样；④肿瘤溃疡基底被薄白苔及坏死组织，常较平滑；⑤常伴有鳞状细胞癌的上皮内延伸。

肿瘤细胞巢为实质性，肿瘤间质少，推测肿瘤生长发育速度快，上皮未脱落而向黏膜下层生长。伴随着肿瘤的生长，隆起顶端出现糜烂，逐渐形成溃疡，但是癌组织少见出现坏死倾向。肿瘤边缘呈刀切样，糜烂及溃疡底比较平滑，与边缘隆起比较，表浅的凹陷也可以说是其特征[6-8]。

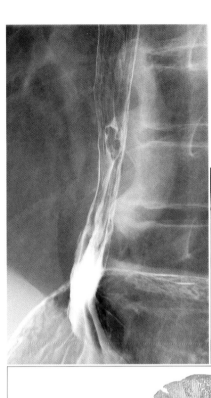
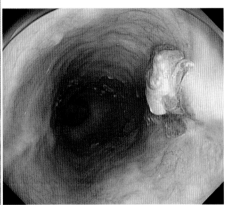
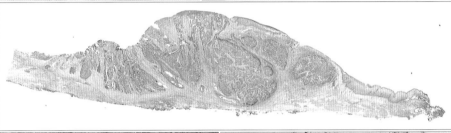
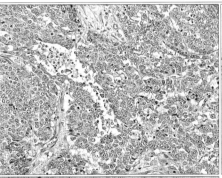
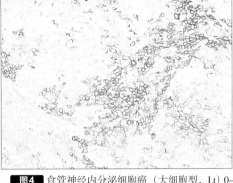
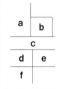

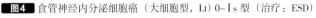

图4 食管神经内分泌细胞癌（大细胞型，Lt）0-Ⅰs型（治疗：ESD）

a 食管 X 线造影像。Lt 发现广基性隆起型肿瘤。

b 常规内镜像。表面呈不规整的粗大结节状，口侧可见上皮下延伸倾向。

c ESD 切除标本的病理所见（HE 染色，低倍像）。癌细胞巢以黏膜下层为中心向上皮下浸润，隆起口侧为非肿瘤性上皮覆盖（浸润深度 pT1b-SM2）。

d ESD 切除标本病理所见（HE 染色，高倍放大）。肿瘤细胞与典型的小细胞型神经内分泌细胞癌比较为大型，诊断为非小细胞型（大细胞型）。

e 免疫组化染色所见。CD56（N-CAM）阳性。

f 免疫组化染色所见。突触素阳性，嗜铬粒蛋白 A 阴性。

今井等[11]报道食管 X 线造影下表浅型常为界限比较明了、表面光滑的隆起型，有时会伴有表面小的浅溃疡。随着肿瘤的增大，隆起变得急剧，形成向腔内突出的表面比较平滑的隆起或者形成溃疡。铃木等[12]针对病变的进展模式的研究认为，在病变较小的阶段呈现上皮下肿瘤型0-Ⅰsep，随着病变增大，中央出现凹陷、溃疡，呈现0-Ⅲ型，进一步进展为 2 型或 3 型进展期癌，出现上皮下生长的黏膜下肿瘤样形态为其特征性表现。

在与上皮下生长倾向的食管恶性肿瘤的鉴别时需要记住除了低分化鳞状细胞癌、恶性黑色素瘤、恶性淋巴瘤以外还有类基底细胞癌、腺样囊肿癌、腺鳞癌[6, 7]。

2. 色素内镜观察（碘染色）所见

以隆起为主的病变大部分呈碘染色，当被覆的非肿瘤上皮变薄时呈淡染，如果形成明显的糜烂会出现不染。对于被碘染色的上皮下生长的隆起型病变诊断时，有必要将神经内分泌细胞癌列入鉴别诊断中考虑。以 2 型为中心的凹陷型病变的环堤外侧缘常表现为明显的碘染色。当复合型食管神经内分泌细胞癌并存鳞状上皮癌并在上皮内延伸时，可表现为与主病灶相连续的碘不染区域。我们的病例 16 例（30.2%）存在上皮内延伸。

3. 放大内镜所见

针对本病的 NBI 放大内镜下的表现报告较少。在表浅癌阶段发现的病例比较罕见，早期癌的更加罕见。竹内等[13]报道对 T1a-MM 表浅型神经内分泌细胞癌 ESD (endoscopic submucosal dissection) 治疗病例在 NBI 放大观察下发现不规则的细网格样血管，相当于日本食管学会放大内镜分类[14]的 Type R (reticular)。岸埜等[15]报道 T1b-SM2 病例中发现相当于 TypeR 的不规则、扭曲、分支的横行非襻状扩张的血管。Type R 被认为常见于低分化鳞状细胞癌和 INFc 浸润模式中，是由于癌细胞非实性膨胀性生长，呈现小细胞巢、细胞个体的浸润性增殖造成的[16]。在放大观察下看到 Type R 异常血管时，需要鉴别神经内分泌细胞癌。但是尚无有关本病的放大内镜下特征的大宗报告，期待今后积累病例以及对于表浅型癌的进一步探讨。

食管神经内分泌癌的治疗及预后

1. 治疗方针

在食管活检经包括免疫组化染色在内的检查确定食管神经内分泌癌后，需要诊断浸润深度及是否存在转移来确定分期。一般采用化疗及放化疗 (chemoradiotherapy, CRT) 为主的综合治疗，很少制定单纯手术的治疗计划[6, 7]。在 T1b，N0，M0，Stage Ⅰ 以内的病变有时候考虑外科手术治疗，但是需要慎重的判断[7]。目前认为对于表浅型 T1a-MM/ T1b-SM1 可进行内镜下切除，在切除主病灶和获得病理组织学诊断以及浸润深度、脉管浸润情况后考虑化疗等的追加治疗为妥当[13]。但是，发现 T1a-EP/LPM 这样的早期神经内分泌细胞癌是困难的，目前还没有这样的报告。对于浸润到黏膜下层的 T1b 表浅癌的病例，在进行内镜下切除减瘤手术后进行 CRT 等的综合治疗也是一种选择[15, 17]。从过去的治疗结果来看 T2 以深的进展癌有较多的病例在术后出现转移复发而死亡，即使在诊断时没有明确的转移，也要预测作为一个系统性疾病已经有潜在的转移可能性。目前认为对于进展期癌应该选择 CRT 等非外科综合治疗[6, 7]。

手术病例大多是由于术前内镜活检诊断为低分化鳞状上皮癌，还有是在切除标本中看到鳞状上皮癌并存的复合型神经内分泌细胞癌。

由于本病发生率低，是在一般的医院有限的诊断水平及治疗方针下评价治疗效果困难的肿瘤。目前化疗及 CRT 是基于小细胞肺癌的治疗方案，治疗有效、病灶明显缩小的病例可能达到 CR，但是在短期内出现再增殖并出现全身转移的病例并不少见（图 3）。目前的治疗实际上多采用顺铂 (cis-diaminedichloroplatinum, CDDP) ＋依托泊苷 (VP-16)，CDDP＋伊立替康 (camptothecin 11, CPT-11) 或者常规用于鳞状上皮癌的 CDDP＋氟尿嘧啶 (5-fluorouracil, 5-FU)[6, 18]。

2. 预后

我科到 2013 年为止经历了 53 例（切除术 21 例，非外科治疗 32 例）食管神经内分泌细胞癌，整体 3 年生存率为 11.3%，中位生存时间为 362 日，预后极其不良。外科治疗组和非外科治疗组的 3 年整体生存率分别为 19.0% 和 6.3%，手术组有增高的趋势，但两组无显著差别。T1b/T2 病例进行 CRT 治疗的 2 例、T1b/T2，N0，M0 进行手术及术后辅助化疗的 3 例、T1b 进行 ESD 治疗的 1 例，共计 6 例生存了 5 年以上，其余的所有病例均在早期出现转移、复发而在 2 年以内因原发病死亡。井垣等[18] 对 31 例的总结发现中位生存期为 11 个月，手术及非手术例的中位生存时间分别为 11 个月及 8 个月。杉浦等[19] 统计 183 例的 5 年生存率为 9%，中位生存时间为 6 个月。

T1b/T2，N0，M0 病例为少数，但是可以长期生存，有可能在包括外科手术和 ESD 的综合治疗下得到根治。但是目前 T2 以深的进展期癌很难获得长期生存，治疗不应优先考虑外科手术，而应优先考虑非外科治疗。

总结

本篇介绍了食管神经内分泌细胞癌的病理组织学特征和内镜下形态学特征，还介绍了活检组织诊断中的问题及注意点、本病的生长增殖模式、治疗方法及预后。本病为比较罕见的特殊组织类型食管恶性肿瘤，预后极差。在理解了其临床病理学特征的基础上，治疗前获得正确的病理诊断对选择治疗方法是重要的。期待今后确立对食管神经内分泌细胞癌有效的标准治疗方法。

参考文献

[1] McKeown F. Oat-cell carcinoma of the esophagus. J Pathol Bacteriol 64:889-891, 1952
[2] Beyer KL, Marshall JB, Diaz-Arias AA, et al. Primary small cell of the esophagus. Report of 11 cases and review of the literature. J Clin Gastroenterol 13:135-141, 1991
[3] Law SY, Fok M, Lam KY, et al. Small cell carcinoma of the esophagus. Cancer 73:2894-2899, 1994
[4] Tachimori Y, Ozawa S, Numasaki H, et al. Comprehensive Registry of Esophageal Cancer in Japan, 2007. Esophagus 12:101-129, 2015
[5] 日本食道学会（編）. 臨床・病理 食道癌取扱い規約, 第11版. 金原出版, 2015
[6] 幕内博康, 鬼島宏. 食道原発未分化癌の診断と治療. 病理と臨 20:479-488, 2002
[7] 幕内博康, 島田英雄, 千野修, 他. 特殊組織型の食道癌―内視鏡の立場から. 胃と腸 40:320-336, 2005
[8] 幕内博康, 島田英雄, 千野修, 他. 粘膜下腫瘍様の食道表在癌の内視鏡診断. 胃と腸 32:701-709, 1997
[9] Takubo K, Nakamura K, Sawabe M, et al. Primary undifferentiated small cell carcinoma of the esophagus. Hum Pathol 30:216-221, 1999
[10] 村上正俊, 高橋俊介, 平橋美奈子, 他. 食道胃接合部に発生し印環細胞成分を伴った腺内分泌細胞癌の1例. 胃と腸 50:1187-1194, 2015
[11] 今井裕, 長島礼奈, 那須政司, 他. 特殊組織型の食道癌―X線の立場から. 胃と腸 40:301-309, 2005
[12] 鈴木雅雄, 土井偉誉. 食道未分化癌のX線像―粘膜下層癌の2例. 臨消内科 8;2021-2026, 1993
[13] 竹内学, 小林正明, 味岡洋一, 他. 最大径4mmの深達度pT1a-MM食道小細胞型内分泌細胞癌の1例. 胃と腸 44:1759-1766, 2009
[14] 小山恒男. 日本食道学会拡大内視鏡分類. 胃と腸 49:148-152, 2014
[15] 岸埜高明, 小山恒男, 友利彰寿, 他. 表在型食道内分泌細胞癌の1例. 胃と腸 46:781-787, 2011
[16] 有馬美和子, 都宮美華, 吉井貴子, 他. 日本食道学会拡大内視鏡分類と深達度―Type R血管と組織像. 胃と腸 49:213-221, 2014
[17] 橋本竜哉, 出江洋介, 太田正穂, 他. 表在型食道小細胞癌に対し内視鏡的粘膜切除を伴う集学的治療が著効した1例. 癌と化療 34:81-84, 2007
[18] 井垣弘康, 加藤抱一. 特殊組織型の食道癌―治療の立場から. 胃と腸 40:354-362, 2005
[19] 杉浦功一, 小澤壮治, 北川雄光, 他. 食道小細胞癌の1切除例と文献報告例の検討. 日消外会誌 37:123-129, 2004

Summary

Endoscopic Diagnosis of the Esophageal Neuroendocrine Cell Carcinoma : Its Morphological and Histopathological Features and Clinical Problems

Osamu Chino[1], Hiroyasu Makuuchi[2],
Soji Ozawa[3], Hideo Shimada[4],
Takayuki Nishi, Yoshifumi Kise[3],
Tomoko Hanashi[1], Soichiro Yamamoto[3],
Tadashi Hara, Junya Oguma,
Akihito Kazuno, Shuji Uda[5],
Yasushi Yamazaki[1], Hiroshi Kajiwara[6],
Naoya Nakamura, Yutaka Imai[7]

Neuroendocrine cell carcinoma of the esophagus is very rare, accounting for only 0.3% of the esophageal malignant tumors in Japan. This tumor is histopathologically subdivided into a pure or combined type. The combined type frequently includes the combination of this tumor with squamous cell carcinoma. This tumor is also subdivided into small cell and non-small cell (large cell) types, and the majority of reported cases were of small cell type. Its diagnosis is confirmed by immunohistochemical positivity for synaptophysin, chromogranin A, and CD56 (N-CAM) staining, indicating neuroendocrine differentiation. An accurate diagnosis is occasionally possible only by a subtle biopsy specimen obtained by endoscopy. The neuroendocrine cell carcinoma of the esophagus develops in the primitive basal cells of the esophageal epithelium and invades beyond the submucosal layer with a subepithelial growth. Conventional endoscopy usually reveals type 0-I as superficial carcinoma and type 1 or 2 as advanced carcinoma. The edge of the tumor is sharply elevated, and most of the surface is covered with non-neoplastic squamous epithelium surrounding the central crater but is occasionally combed with the intraepithelial spread of squamous cell carcinoma. The microvascular pattern observed by magnified endoscopy frequently demonstrates irregular fine reticular blood vessels (Type R ; reticular). The prognosis of primary neuroendocrine cell carcinoma of the esophagus is very poor. Because of its highly malignant behavior, non-surgical treatment should be performed ; however tumor resection with ESD or surgery might be selected only in T1b cases.

[1] Department of Surgery, Tokai University Tokyo Hospital, Tokyo
[2] Tokai University School of Medicine, Isehara, Japan
[3] Department of Surgery, Tokai University School of Medicine, Isehara, Japan
[4] Department of Surgery, Tokai University Oiso Hospital, Kanagawa, Japan
[5] Department of Surgery, Tokai University Hachioji Hospital, Hachioji, Japan
[6] Department of Pathology, Tokai University School of Medicine, Isehara, Japan
[7] Department of Radiology, Tokai University School of Medicine, Isehara, Japan

胃内分泌细胞癌的内镜表现特征

——从与胃内分泌瘤的比较说起

中平 博子[1]

上堂 文也

荒尾 真道

岩坪 太郎

加藤 穣

铃木 翔

滨田 健太

东内 雄亮

七条 智圣

山崎 泰史

松浦 伦子

金坂 卓

石原 立

饭石 浩康

北村 昌纪[2]

富田 裕彦

摘要●胃 NEC（neuroendocrine carcinoma）较为罕见，发生率占全部胃癌的 0.6%，是生长迅速、高转移风险的高度恶性肿瘤。因此在诊断之时多为进展期，目前尚无确定的治疗方法，故预后不良。同时术前活检诊断的正确率低，确定诊断需要一定的时间。为提高诊断的正确率需要以内镜表现为基础鉴别，积极地进行免疫染色非常重要。NEC 的病例报告较少，为给系统的诊断法助一臂之力，结合作者所在医院诊治的 24 例消化道内分泌细胞瘤总结内镜表现的特征性。NET（神经内分泌瘤，neuroendocrine tumor）与 NEC 相比其肿瘤直径小，呈色泽发红或相同色泽的隆起型，表面多可见扩张的血管。NEC 进展癌较多，大体分型多为 2 型。表浅型者多呈 0-Ⅱc 型或 0-Ⅱa+Ⅱc 型伴有凹陷形成。病变边缘部常呈现黏膜下肿瘤样改变，边缘隆起陡峭。即使是表浅型者病理组织学判断的深度也通常较深，淋巴结转移率高。

关键词　消化道内分泌细胞瘤　NET　类癌　NEC　MANEC　早期胃癌　内镜诊断

[1] 大阪府立成人病センター消化管内科　〒537-8511大阪市東成区中道1丁目3-3
　　E-mail：nakahira-hi@mc.pref.osaka.jp
[2] 大阪府立成人病センター病理・細胞診断科

前言

2010 年开始提倡以对消化道内分泌细胞瘤的国际分型为标准对组织学分化程度以核分裂数及表示肿瘤细胞增殖能力的 Ki-67 指数相结合进行分类[1]。报告的病例中包括类癌在内的 NET（神经内分泌瘤，neuroendocrine tumor）G1 及 G2 其异型程度及恶性程度较低的病例较多。但对 NEC（神经内分泌癌，neuroendocrine carcinoma）或 MANEC（混合型腺神经内分泌癌，mixed adenoneuroendocrine carcinoma）这些高增殖度、高恶性度、预后不良的肿瘤总结其详细的病理生理、典型的内镜下表现、治疗原则等的报告却较少。本篇将总结报告作者所在医院诊治的消化道内分泌细胞瘤的临床病理学特征。

对象与方法

1. 对象

统计报告对象为 2005 年 1 月—2016 年 5 月经作者所在医院诊治的经活检、内镜下切除、或外科手术治疗的最终由病理组织学诊断为 NET、NEC 或 MANEC 的病例。同时除外在作者所在医院做的无论是内镜图像还是切除标本的病理组织学表现无法详细的评价的病例。

2. 方法

总结项目的定义如下：

（1）内镜表现

回顾观察治疗前所记录的上消化道内镜图像，调查背景黏膜有无萎缩、病变的存在部位、色泽、大体分型、有无黏膜下肿瘤（submucosal tumor，SMT）样隆起，是否多发、有无溃疡、有无血管扩张、窄谱光成像（narrow band imaging，NBI）放大观察等。回顾观察由 3 名内镜专业医生完成，诊断不一致时 3 人共同协商后确定。

萎缩的评价遵从木村·竹本[2]分型。病变的存在部位及大体分型以《胃癌处理规约》（第 14 版）为标准。色泽红色（red）：与周围黏膜相比病变的一半以上区域呈发红改变；白色（white）：与周围黏膜比较呈褪色样变化；相同（same）：定义为与周围黏膜相同。

（2）切除标本病理组织学表现

在切除标本的病理组织学诊断中，在 NET、NEC、MANEC 的诊断中使用 WHO 分类[1]。在切除标本的病理组织学诊断中，肿瘤直径、深度、有无脉管侵入以及有无淋巴结转移，根据胃癌处理规约[3]进行了调查。病变多发时测定了病变的最大肿瘤直径。

结果

所有病例中有 NET 14 例，NEC 7 例，MANEC 3 例。NET、NEC 及 MANEC 之间的比较见**表 1**。

结果显示年龄、性别无差异。肿瘤的直径存在明显差异，NET 较小，NEC、MANEC 较大。多发病变病例中 NET 3 例，NEC、MANEC 病例全部为单发病变。在 NET 中除 2 例外所有病例内镜观察均见萎缩背景，萎缩的程度有明显差异。病变存在部位无明显差异。大体形态及色泽上 64% 的 NET 病例是发红的隆起性，71% 呈现 SMT 样的边缘隆起。表浅型的 NEC 病例全部伴有凹陷形成，进展期病例全部为 2 型，85% 的病例呈陡峭的 SMT 样隆起。与 NET 病例相比，

NEC 及 MANEC 病例合并溃疡形成的病例明显较多。扩张血管在 NET 病例中较多见但没有统计学差异。术前活检诊断的正确率与 NET 相比，NEC、MANEC 是较低的。在病变深度上 NET 全部为 T1，几乎无脉管侵犯，大多数经内镜切除。相反的，即使表浅型的 NEC 病例全部为 T1b（SM），5 例侵及 SS 层。脉管侵犯的阳性率及淋巴结转移风险较高并有统计学差异。无论 NET、NEC 及 MANEC 均未见远隔转移。

病例

[**病例 1**] 1 例合并管状腺癌的大细胞型 NEC（**图 1**）。

患者：78 岁，男性。胃体下段前壁见 10mm 大小的凹陷性病变，行 ESD（endoscopic submucosal dissection）治疗。术前活检病理组织学诊断为腺癌（tub1，tub2），黏膜内癌。但 ESD 术后切除标本的病理组织学诊断为大细胞型 NEC+ 管状腺癌 [12mm×10mm，pT1b（SM 1.6mm），ULs（-），ly（+），v（+），pHM0，pVM0]，追加了手术治疗。手术标本的病理组织学诊断为 [5mm，pT3（SS），int，INFb，ly1，v1，pPM0，pDM0，pN1]，术后化疗。

[**病例 2**] 小细胞型 NEC（**图 2**）。

患者：76 岁，男性。胃体上段小弯见 25mm 大小的表面覆着白苔的凹陷型病变。术前活检病理诊断为小细胞型 NEC。内镜诊断 T1b，选择了手术治疗。切除标本病理诊断为 [15mm×20mm，pT2（MP），int，INFb，UL（-），ly2，v1，pPM0，pDM0，pN1]，术后化疗。

[**病例 3**] NEC 病例（**图 3**）。

患者：71 岁，男性。胃体下段小弯见 50mm 大小的溃疡型病变，行手术治疗。术前、术后病理均诊断为低分化腺癌合并 NEC，由于 [40mm×35mm，pT3（SS），med，INFa，ly2，v3，UL（-），pPM0，pDM0，pN2]，术后化疗。

[**病例 4**] NETG1 病例（**图 4**）。

患者：69 岁，女性。胃体中段大弯见 4mm 大小隆起性病变，术前活检病理组织学诊断为

表1 NET、NEC、MANEC 之间的比较

	NET (n = 14)	NEC (n = 7)	MANEC (n = 3)	P 值		NET (n = 14)	NEC (n = 7)	MANEC (n = 3)	P 值
中位年龄（岁）	63.5	71	71	0.4603	溃疡				
（范围）（岁）	(33~79)	(53~78)	(62~71)		有	1	5	2	0.0038
性别					无	13	2	1	
M	7	4	3	0.1626	血管扩张				
F	7	3	0		有	8	2	1	0.4090
多发病变					无	6	5	2	
有	3	0	0	0.1706	术前术后活检诊断				
无	11	7	3		一致	13	3	0	0.0010
萎缩（竹本·木村分型）					不同	1	4	3	
C-1	2	0	0		主病变的深度				
O-1	0	2	0	0.0010	T1a (M)	8	0	0	
O-2	1	0	2		T1b (SM)	6	1	1	0.0006
O-3	10	5	1		T2 (MP)	0	1	1	
无法评价	1	0	0		T3 (SS) ≤	0	5	1	
主病变肿瘤的中位					脉管侵犯				
直径（mm）	9	40	40	0.009	有	2	6	3	0.0004
（范围）(mm)	(5~40)	(10~60)	(4~40)		无	12	1	0	
主肿瘤的部位					淋巴结转移				
U 上	6	2	1		有	1	5	2	
M 中	8	4	1	0.3494	无	3	2	0	0.0019
L 下	0	1	1		不可评估	10	0	1	
主体肿瘤的大体形态					远隔转移				
0-Ⅰ	5	0	0		有	0	0	0	
0-Ⅱa	1	0	0		无	11	7	2	(0.1960)
0-Ⅱc/0-Ⅱa+Ⅱc	6	3	1	0.0159	不可评估	3	0	1	
Type 1	2	0	0		治疗				
Type 2	0	4	1		ER 内镜切除	10	1	1	
Type 3	0	0	1		外科	4	6	2	0.0308
主体肿瘤的色泽					化疗，其他	0	0	0	
相同	5	1	1						
白	0	1	0	0.4988					
红	9	5	2						
SMT 样隆起									
有	10	6	2	0.7118					
无	4	1	1						

NET G1，行 EMR (endoscopic mucosal resection)，EMR 标本病理组织学诊断为［5mm × 5mm，pT1a (M)，ly (−)，v (−)，pHM0，pVM0］。

讨论

NET 虽为低度恶性，但 G2 病变有可能发生转移。NEC 有生长迅速的特性，诊断时多已经为进展期癌。NEC 是一种高转移率、高度恶性的肿瘤，尚无统一确定的治疗方法，预后不良[4-6]。术前活检诊断正确率低。NEC 是一种罕见疾病，故尚无针对临床病理学特征的总结性报告，特别是其进展迅速，有关早期癌内镜表现的报告非常少。

既有报告中 NET 多见于女性，可形成小的 SMT 样隆起，顶端多数发红，表面多可见扩张的血管[7]。同时多发性者多见，几乎所有病例均伴有自身免疫性 A 型胃炎，好发部位为胃中段

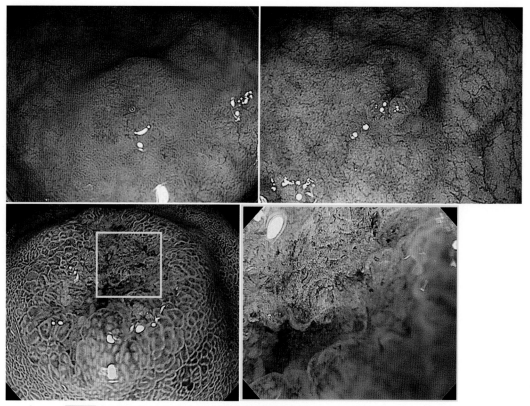

a	b
c	d

图1 [**病例1**] 与大细胞型 NEC 并存的管状腺癌病例

a～d 上消化道内镜表现。背景黏膜为 O-3 型萎缩，病变色泽红色，凹陷周围伴有轻度隆起，大体形态为 0-Ⅱa+Ⅱc 型（**a**）。喷洒色素后凹陷与隆起的边界变得清晰（**b**）。NBI 放大观察见 DL（边界线 demarcation line）形成，凹陷区可见不规则的表面结构及血管结构（**c, d**）。**d** 是 **c** 图中黄框区域的放大观察像。

及上段[8,9]。本报告中男女病例数相同，多发病灶的病例只有很少的 3 例，病变存在部位与其他报告相似多位于上段胃。2 例不伴萎缩性胃炎为单发，考虑为孤立性 NET。虽然没有显著差异，但半数以上的病例可见扩张的血管像。与之相反，NET 多见于男性，恶性程度高，肿瘤增殖能强，肿瘤直径多较大，多以进展期病变形态被发现且病变多为单发[9-12]。我们的病例全部为单发病变，肿瘤大小有显著差异，57% 的病例发现时已为进展癌。与普通的腺癌不同，NEC 即使发生于全部胃黏膜存在重度萎缩的背景下，病变部位也更多见于胃的中段（多于下段）。有关好发部位的报告也有报告显示与普通的腺癌一致多见于胃的下段，也有报告好发于中段者，无一

定规律[6,14]。

NET 多起源于黏膜深层的内分泌细胞，呈膨胀性生长，因此典型病变的形态为表面光滑的类圆形、无蒂的 SMT 样，只有在中央凹陷区域隐约可见肿瘤瘤体。病理组织学表现为上皮下可见边界清晰的呈膨胀性生长的肿瘤，只有中心部可见由于肿瘤增殖所致的上皮缺失。NEC 中表浅型者 0-Ⅱc 型或 0-Ⅱa+Ⅱc 型等凹陷性病变多见[6,13,15]，大部分的进展期癌为 2 型[13,16,17]，我们的病例及既往报告的病例呈现同样的大体形态。NEC 特征性的内镜下表现表浅型 [**病例1，病例2**] 伴有周围隆起的凹陷性病变，隆起似黏膜肿瘤比较平缓。即使是进展期癌 [**病例3**] 2 型溃疡型病变的环堤也是被非肿瘤性黏膜覆盖的

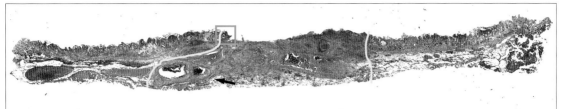

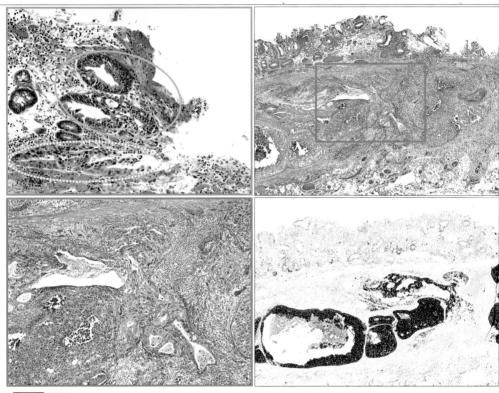

e	
f	g
h	i

图1（续）

e～i 病理组织学表现。ESD 标本的组织学像，肿瘤浸润至黏膜下层，已经靠近深部切缘，但尚无明显的侵犯（**e**，黄线为肿瘤与非肿瘤的交界，黑箭头为脉管侵犯）。黏膜的肿瘤、非肿瘤边界区见普通腺癌与 NEC 并存（**f**：**e** 的蓝框区域放大观察像，橙色实线内为腺癌，橙色点线内为 NEC）。其他切片的组织学表现为黏膜下浸润部也可见与腺癌并存（**h** 是 **g** 的绿框区域放大像）。免疫组化染色见 NEC 突触素阳性，腺癌部分着色不良（**i**）。

SMT 样表现。NBI 放大观察无论是在表浅型的凹陷内或溃疡型病变的溃疡边缘黏膜均可见表面结构消失的稀疏的不规则血管像，此表现可与 NEC 病理组织学表现相对应。从不同病变深度来看表浅型 NEC，凹陷型多见，被认为在此基础上进展形成 2 型。胃内分泌细胞癌的组织来源有源自腺癌去分化的机制学说，报告[18]显示最初期作为腺癌生长发育，随着分化成内分泌细胞的增殖能非常强的内分泌细胞癌在黏膜下组织内成为增殖主体下层的数量减少，呈 SMT 样，进一步随着组织的增量在顶端形成糜烂[11, 19]。日比[1]等报告 72.7% 的 NEC 合并腺癌，其中的 85.9% 可见由腺癌到 NEC 组织移行的病理表现。本次所讨论的病例也能见到这样的过程。与之相反在 NET 病例中无 1 例合并普通的腺癌。

约半数以上的 NEC 在术前得不到正确的病

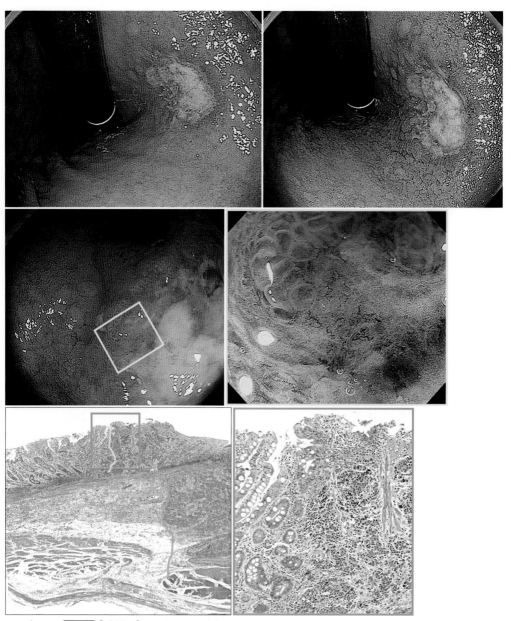

a	b
c	d
e	f

图2 [病例2]小细胞型 NEC 病例

a~d 胃镜下表现。背景为伴有 O-3 型萎缩的黏膜，病变发红，凹陷面见白苔覆盖（**a**）。凹陷周围黏膜轻度隆起，大体形态呈 0-Ⅱa+Ⅱc 型，喷洒色素后轻微的隆起变得更容易辨识（**b**）。溃疡边缘规整，边缘黏膜未见明显的肿瘤性改变（**c**）。将 **c** 图的黄框部分放大观察，在溃疡与周围黏膜之间可见结构消失的斑驳的不规则血管像（**d**）。

e，f 病理组织学表现。病变侵犯至深部固有肌层（**e**，黄线为黏膜内肿瘤与非肿瘤的界线，橙色腺是深部黏膜下组织的肿瘤与非肿瘤的交界）。N/C 比高的小异型细胞呈胞巢 – 条索样增殖，累及至固有肌层以深（**f**：**e** 图蓝框部分的放大观察像）。

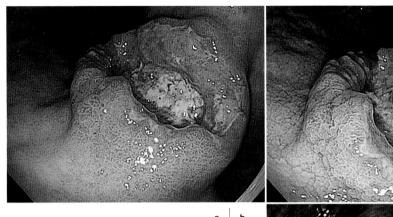

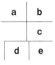

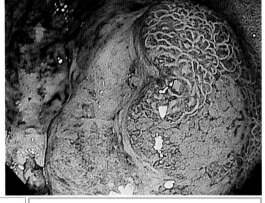

图3 [病例 3] NEC 病例

a ~ c 胃镜下表现。背景黏膜为 O-3 型萎缩，肿瘤呈 SMT 样伴有环堤的 2 型病变（**a, b**）。NDI 放大观察，在溃疡边缘可见被认为是肿瘤性改变的 0-Ⅱc 型改变（**c**）。

d, e 病理组织学表现。手术标本的病理组织像可见肿瘤浸润至浆膜（**d**）。在黏膜内层可见 NEC 与非肿瘤黏膜的边界，与普通型腺癌成分共存（**e：d** 图蓝框的放大观察像，黄线：腺癌与NEC 的边界，橙线：腺癌与非肿瘤的边界）。

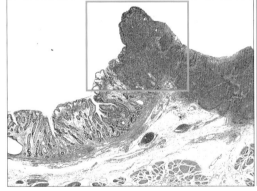

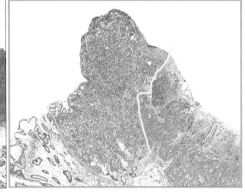

理诊断的理由可能是由于 NEC 的主体位于黏膜下组织内，活检时取不到足够的组织，所以有些病变诊断为腺癌而得不到 NEC 的诊断。植松[20] 等报告用活检标本在术前得到本病诊断的只有 30%，高野[21] 等报告引用对诊断为充实性低分化腺癌的35% 应用免疫组化染色后，确认为内分泌细胞癌的报告病例叙述了免疫染色的必要性[6, 22]。实际上在我们诊治的术前诊断为腺癌的病例中，术后切除标本诊断有腺癌合并 NEC 的，也有只有NEC 成分而并无腺癌成分的病例。

报告显示包括表浅型 NEC，病变深度深的转移率高[6, 15, 17]。本研究中也可见深度、脉管侵袭及转移阳性率是有显著差异的，我们的病例中 80% 的 NEC、MANCE 术后追加了化疗。

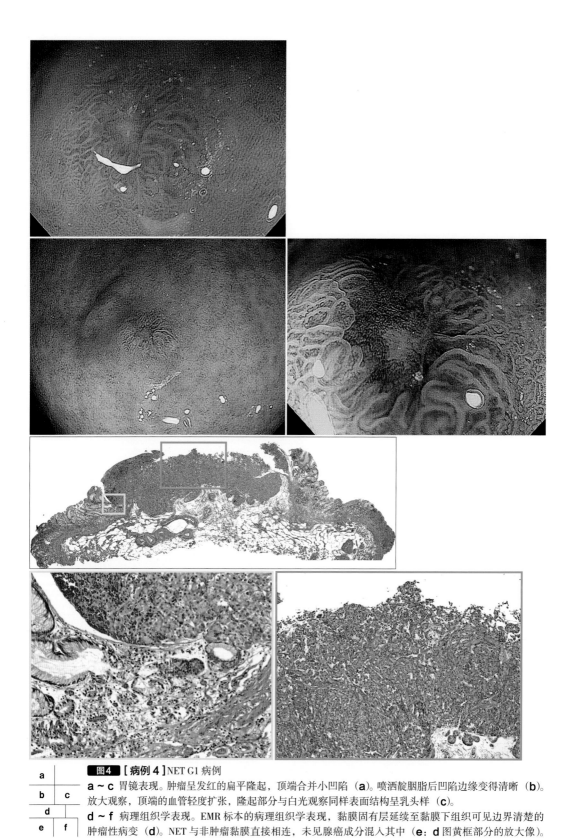

a	
b	c
d	
e	f

图4【病例4】NET G1 病例

a～c 胃镜表现。肿瘤呈发红的扁平隆起，顶端合并小凹陷（**a**）。喷洒靛胭脂后凹陷边缘变得清晰（**b**）。放大观察，顶端的血管轻度扩张，隆起部分与白光观察同样表面结构呈乳头样（**c**）。

d～f 病理组织学表现。EMR 标本的病理组织学表现，黏膜固有层延续至黏膜下组织可见边界清楚的肿瘤性病变（**d**）。NET 与非肿瘤黏膜直接相连，未见腺癌成分混入其中（**e**：**d** 图黄框部分的放大像）。黏膜上皮消失，NET 裸露（**f**：**d** 图蓝框区域的放大像）。

Iwamuro [23] 等统计了在日本国内报告的 213 个 NEC 病例，发现其特征是在早期就可发生肝转移、淋巴结转移、腹膜种植等，西仓 [13] 等报告脉管侵犯占 83%，肝转移、淋巴结转移占 65.7%。

我们自己的病例中 MANEC 病例数较少，很难做出正确评价，但是与 NEC 类似。

总结

在本文中，笔者通过自己诊治的病例总结了 NET、NEC、MANEC 等的内镜下表现特点。NEC 在普通观察时可见病变发红伴有血管扩张，呈现 SMT 样隆起并伴凹陷形成同时伴有溃疡形成为其特征性改变。NBI 放大观察，表浅型病变的凹陷内部或溃疡边缘可见的表面结构消失，稀疏不规则的血管等表现想必应该是 NEC 的特征性表现。与普通腺癌相比 NEC 更易发生浸润及转移，化疗的方案也有所不同，因此在内镜观察可疑 NEC 时应结合 NBI 放大观察从确切的部位多点活检并积极行免疫组化染色在治疗前得到确定的诊断尤为重要。

参考文献

[1] Bosman FT, Carneiro F, Hurban RH, et al. WHO classification of Tumours of the Digestive System. IARC Press, Lyon, pp 10-417, 2010

[2] Kimura K, Takemoto T. An endoscopic recognition of the atrophic border and its significance in chronic gastritis. Endoscopy 3:87-97, 1969

[3] 日本胃癌学会(編). 胃癌取扱い規約, 第14版. 金原出版, 2010

[4] Staren ED, Lott S, Saavedra VM, et al. Neuroendocrine carcinomas of the stomach : a clinicopathologic evaluation. Surgery 112:1039-1046, 1992

[5] Rindi G, Luinetti O, Cornaggia M, et al. Three subtypes of gastric argyrophil carcinoid and the gastric neuroendocrine carcinoma : a clinicopathologic study. Gastroenterology 104:994-1006, 1993

[6] 畔元信明, 二宮朋之, 中原弘雅, 他. リンパ球浸潤を伴う早期胃内分泌細胞癌の1例. Gastroenterol Endosc 57:1170-1176, 2015

[7] 小林広幸, 渕上忠彦, 津田純郎, 他. 直腸カルチノイド腫瘍の画像診断―X線・内視鏡・EUS : 転移例と非転移例の比較を中心に. 胃と腸 50:163-174, 2005

[8] 金城譲, 鈴木晴久, 小田一郎, 他. 胃内分泌細胞腫瘍(カルチノイド腫瘍)の診断と治療. 胃と腸 48:982-992, 2013

[9] 海崎泰治, 細川治, 浅海吉傑, 他. 消化管内分泌細胞腫瘍の病理学的特徴―上部消化管(食道・胃・十二指腸)を中心に. 胃と腸 48:957-970, 2013

[10] Matsubayashi H, Takagaki S, Otsubo T, et al. Advanced gastric glandular-endocrine cell carcinoma with 1-year survival after gastrectomy. Gastric Cancer 3:226-233, 2000

[11] 日比知志, 寺崎正起, 岡本恭和, 他. 腺癌と共存した胃内分泌細胞癌の1例とわが国の報告71例の検討. 癌の臨 48:807-812, 2002

[12] Kaizaki Y, Fujii T, Kawai T, et al. Gastric neuroendocrine carcinoma associated with chronic atrophic gastritis type A. J Gastroenterol 32:643-649, 1997

[13] 西倉健, 味岡洋一, 渡邉玄. 胃内分泌細胞癌の病態・診断・治療. 臨床内科 21:1399-1408, 2006

[14] 瀬戸山博子, 多田修治, 上原正義, 他. 短期間に急速増大を示した胃内分泌細胞癌の2例. Gastroenterol Endosc 49:1413-1418, 2007

[15] 田中泰敬, 日下利広, 藤井茂彦, 他. 微小な早期胃内分泌細胞癌の1例. 胃と腸 50:825-832, 2015

[16] 海崎泰治, 細川治, 宮永太門, 他. 内分泌細胞癌. 胃と腸 44:730-734, 2009

[17] 宮永太門, 海崎泰治, 細川治, 他. 特殊型胃癌の臨床的特徴―胃癌取扱い規約第14版をうけて. 胃と腸 45:1882-1893, 2010

[18] 岩渕三哉, 西倉健, 渡辺英伸. 胃と大腸の早期内分泌細胞癌―その特徴と発生. 消内視鏡 7:275-284, 1995

[19] 岩渕三哉, 草間文子, 渡辺徹, 他. 胃の内分泌細胞癌の特性. 病理と臨 23:966-973, 2005

[20] 植松清, 市原隆夫, 裏川公章. 胃内分泌細胞癌. 別冊日本臨床領域別症候群シリーズ5, 日臨, pp 491-493, 1994

[21] 高野潤. 神経内分泌分化を示す胃充実型癌の臨床病理学的研究. 山形医 28:59-69, 2010

[22] 束納重隆, 森田靖, 三浦美貴, 他. 内分泌細胞癌への分化を伴い, リンパ節転移を来した0-I型早期胃癌の1例. 胃と腸 47:1588-1595, 2012

[23] Iwamuro M, Tanaka S, Bessho A, et al. Two cases of primary small cell carcinoma of the stomach. Acta Med Okayama 63:293-298, 2009

Summary

Endoscopic Features of Gastric Neuroendocrine Carcinoma Compared with those of Neuroendocrine Tumor

Hiroko Nakahira[1], Noriya Uedo,
Masamichi Arao, Taro Iwatsubo,
Minoru Kato, Syo Suzuki,
Kenta Hamada, Yusuke Tonai,
Satoki Shichijo, Yasushi Yamasaki,
Noriko Matsuura, Takashi Kanesaka,
Ryu Ishihara, Hiroyasu Iishi,
Masanori Kitamura[2], Yasuhiko Tomita

NEC（neuroendocrine carcinoma）of the stomach is a rare subtype of gastric cancer（0.6% of whole gastric cancer）. However, it has a high incidence of lymph node metastasis and frequently shows aggressive growth. Unfortunately, most lesions were diagnosed as an advanced cancer, and an effective treatment for those lesions has not been established yet. As a result, the prognosis of NEC is poor.

The diagnostic accuracy using biopsy specimens was low. Therefore, immunohistochemical examinations should also be actively combined for early diagnosis. The neuroendocrine tumor was small in size compared with NEC and appeared as a reddish or similar colored elevated lesion. Dilated vessels were also frequently shown on the surface. The most common macroscopic type of NEC was type 2. Even if it showed a superficial type such as "0-IIc" or "0-IIc+IIa", those were finally diagnosed as advanced cancer with lymph node metastasis.

[1] Department of Gastrointestinal Oncology, Osaka Medical Center for Cancer and Cardiovascular Diseases, Osaka, Japan.

[2] Department of Pathology and Cytology, Osaka Medical Center for Cancer and Cardiovascular Diseases, Osaka, Japan

主题　消化道内分泌细胞瘤研究新进展

大肠内分泌细胞癌的临床病理学探讨

岛田 麻里[1]

海崎 泰治[2]

平沼 知加志[1]

道传 研司

服部 昌和

桥爪 泰夫

摘要●本文研究了 2001—2015 年作者所在医院所诊治的 18 例大肠内分泌细胞癌的临床病理学表现。作者经历的病例是肿瘤有一定的厚度的 2 型或 3 型病例，内分泌细胞癌成分位于肿瘤的深部或溃疡的基底部。活检多检出未分化成分，也有合并腺癌的病例用活检标本很难在术前做出诊断。肿瘤内的内分泌细胞癌细胞含量的不同不能反映临床病理学的特征，也无法反映预后，即使内分泌细胞癌的成分较少也同样预后不良。近年来，通过综合治疗试图改善预后，决定治疗方针之前重要的是术前诊断。遇到明显的深部浸润病例、活检提示有未分化成分的病例应有诊断本病的意识，有必要进行进一步的检查。

███ **关键词** ███ 大肠内分泌细胞癌　NEC　术前诊断能力

[1] 福井県立病院外科　〒910-8526 福井市四ツ井 2 丁目 8-1
　　E-mail : mohachi5@gmail.com
[2] 同　病理診断科

前言

　　大肠内分泌细胞癌约占原发性大肠癌的 0.2%，是极为罕见的疾病[1]，是具有生长迅速、早期就发生静脉·淋巴管侵犯或转移特征的预后不良的恶性程度高的疾病[2]。内分泌细胞癌的诊断，首先利用免疫组化确认向内分泌细胞的分化，进一步通过与类癌瘤的鉴别确定诊断。因肿瘤内多并存腺癌成分[2]，故依靠内镜检查及活检标本很难得到术前诊断。

　　在此背景下，我们研究总结了作者所在医院诊治的大肠内分泌细胞癌的临床病理学表现，探讨肿瘤的特征及术前诊断的可能性。

对象与方法

　　对作者所在医院 2001 年 1 月 1 日—2015 年 12 月 31 日诊治的 2217 例大肠癌中组织学表现为包含充实性未分化（组织型为 por1）成分的 126 例病例行突触素及嗜铬粒蛋白 A 的免疫组化染色。这些病例中尽管量少但呈区域性阳性表达的有 18 例诊断为内分泌细胞癌，对这些病例进行临床病理学研究。对每一个病例依据肿瘤内部内分泌细胞癌与腺癌成分比例的不同按照 WHO 的分类标准将其分为 NEC（neuroendocrine carcinoma，神经内分泌癌，内分泌细胞癌成分占 70% 以上），MANEC（mixed adenoneuroendocrine carcinoma，混合腺神经内分泌细胞癌，内分泌细胞癌成分大于 30%，小于 70%），腺癌（adenocarcinoma，内分泌细胞癌成分小于 30%）。

结果

1.临床病理学表现

　　诊断为内分泌细胞癌的 18 例病例平均年龄 67.2 岁（48~87 岁），男性 6 例，女性 12 例，女

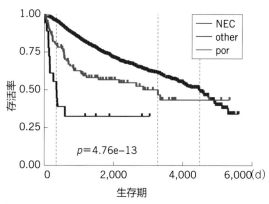

图1 内分泌细胞癌（NEC）：18 例，低分化腺癌成分（por）：108 例，分化型癌（other）：2091 例累积生存率

性居多。病变部位盲肠 5 例，升结肠 4 例，横结肠 2 例，乙状结肠 2 例，直肠 3 例，倾向于右半结肠多发。大体分型 2 型 17 例，3 型 1 例，所有病例均呈伴有溃疡形成的隆起型病变，平均直径 54.3mm（19~128mm）。病变深度 T2（MP）2 例，T3（SS 浆膜下）6 例，T4a（SE）10 例，所有病例均为进展期癌。诊断时 17 例（94%）已发生淋巴结转移，6 例（33%）已发生远隔转移。

2. 内镜下表现及大体分型

作者所在医院所诊治的病例全部为伴有溃疡形成的 2 型或 3 型肿瘤，内镜下多可见肿瘤形成深大溃疡并覆有白苔。既有与普通的分化型大肠癌相似环堤明显的 2 型病变，也有与之相反的无明显环堤形成且病变边界不清、隆起平缓的肿瘤形态。呈黏膜下肿瘤样（submucosal tumor，SMT）隆起有一定厚度的肿瘤较多见，特别是内分泌细胞癌成分较多的病变更为明显。

3. 术前诊断

术前活检标本病理诊断的 14 例有 13 例诊断为癌，11 例诊断伴有充实性未分化成分，2 例仅仅诊断管状腺癌（均为 WHO 分类的腺癌，adenocarcinoma），只有 1 例术前通过免疫组化染色诊断为内分泌细胞癌。

4. 病理学表现

按照 WHO 分类的病理组织学诊断，NEC 8 例，MANCE 6 例，腺癌 4 例（**表1**）。所有病例

均确认有淋巴管或脉管侵犯。肿瘤内内分泌细胞癌成分的存在部位位于溃疡底部的 15 例，其中 2 例（均为 MANEC）黏膜内也存在内分泌细胞癌成分。3 例（全部为腺癌）肿瘤的表面为腺癌成分覆盖，只在深部有内分泌细胞癌的成分。

5. 预后

平均观察随访周期 24.9 个月（0.5~101.1 个月），死于本病的患者 12 例患者。同期在作者所在医院诊断的 2217 例大肠癌中 18 例诊断为内分泌细胞癌，108 例诊断为有低分化腺癌成分（不包括内分泌细胞癌），2091 例诊断为分化型癌（其他），中位生存期分别为 11.4 个月、109 个月、149.6 个月，内分泌细胞癌预后不良有显著差异（**图1**）。

病例

患者，60 岁左右，男性。因主诉排便时出血就诊。下消化道内镜检查见直肠肿瘤，CT 检查提示肝脏多发转移。

下消化道内镜检查见直肠下段 2 型肿瘤。从肿瘤的隆起部分开始见肿瘤成分覆盖，肿瘤整体明显增厚。表面易出血、质地均一，中心部形成溃疡，附着薄白苔。

活检病理诊断为中分化管状腺癌及充实性未分化成分二者并存。

切除标本（**图2b**）直肠下段见 32mm×30mm 大小的 2 型肿瘤。隆起部明显发红增厚。

病理学表现（**图2c，d**）肿瘤呈髓样增殖，浸润至黏膜下组织。肿瘤大部分由大的异型细胞充实性增殖构成，免疫组化染色（**图2f**）嗜铬粒蛋白 A 阳性，突触素阳性。一部分肿瘤的边缘（占全部的 10%）伴有明确的腺癌成分（**图2e**）。根据以上所见诊断内分泌细胞癌（WHO 分类的神经内分泌癌）。

讨论

消化道内分泌细胞瘤自 1970 年被 Oberndorfer[3] 命名为类癌以来一直被认为是病理组织学异型性低，发育缓慢，转移少见的预后良好的肿瘤。之

表1 临床病理学表现

	NEC (8 例)	MANEC (6 例)	腺癌（4 例）
平均年龄（范围）	63.5 岁（48~84 岁）	66.1 岁（51~77 岁）	76.3 岁（70~87 岁）
性别（男：女）	3:5	2:4	1:3
肿瘤部位（右侧：左侧）	5:3	2:4	4:0
大体分型			
2 型	7	6	4
3 型	1	—	—
肿瘤平均直径	62.3mm（22 ~ 128mm）	42.3mm（19 ~ 82mm）	56.2mm（42 ~ 65mm）
壁在深度（T2：T3：T4a）	1:3:4	0:2:4	1:1:2
淋巴管（0:1:2:3）	0:3:2:3	0:0:4:2	0:1:1:2
静脉（0:1:2:3）	0:2:4:2	0:1:2:3	1:1:2:0
淋巴结转移（+：−）	8:0	5:1	4:0
远隔转移（+：−）	3:5	2:4	1:3
混在组织型			
高分化	1	4	1
中分化	6	5	2
低分化	6	3	3
印戒	—	—	1
黏液	1	—	3
内分泌细胞癌存在部位			
深部	—	—	3
溃疡底	8	4	1
溃疡底 + 黏膜	—	2	—
活检诊断充实性 未分化成分有无 （有：无：未活检）	5:0:3	4:0:2	2:2:0
预后（死于本病：死于其他疾病：存活）	5:0:3	4:0:2	3:0:1
死于本病的平均生存期（范围）	7.3 个月（0.5~11.6 个月）	8.7 个月（4.5~19.6 个月）	6.2 个月（2.2~12.5 个月）
平均观察周期（范围）	30 个月（0.5~93.8 个月）	29 个月（4.5~101.1 个月）	7.8 个月（2.2~12.8 个月）

NEC：神经内分泌癌；MANEC：混合性腺神经内分泌癌

后 Pearson 等 [4] 报告本肿瘤中也有可引起转移的病例，现在将其认作恶性肿瘤。2010 年 WHO 分类 [5] 是组合了核分裂数——表现肿瘤细胞病理组织学特性及 Ki-67 指数——反应肿瘤细胞增殖能力的组织学分类，神经内分泌瘤（neuroendocrine neoplasm，NEN）被大体分为高分化的 NET（neuroendocrine tumor，神经内分泌瘤）及低分化的 NEC（神经内分泌癌）。大部分的大肠癌为高·中分化腺癌，低分化癌罕见，其中包括预后极差的内分泌细胞癌。大肠内分泌细胞癌增殖能力强、生长迅速，发现时有 48% 的病例发生了肝转移，11.9% 的病例发生了腹膜种植转移 [6]，是预后差、恶性度高的癌。

大肠内分泌细胞癌的发生路径与胃内分泌

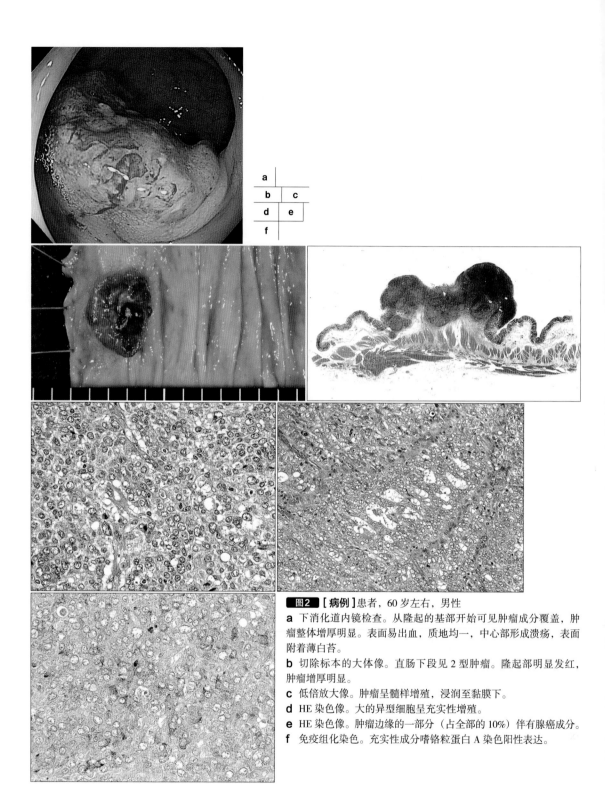

a	
b	c
d	e
f	

图2 [病例]患者，60 岁左右，男性

a 下消化道内镜检查。从隆起的基部开始可见肿瘤成分覆盖，肿瘤整体增厚明显。表面易出血，质地均一，中心部形成溃疡，表面附着薄白苔。

b 切除标本的大体像。直肠下段见 2 型肿瘤。隆起部明显发红，肿瘤增厚明显。

c 低倍放大像。肿瘤呈髓样增殖，浸润至黏膜下。

d HE 染色像。大的异型细胞呈充实性增殖。

e HE 染色像。肿瘤边缘的一部分（占全部的 10%）伴有腺癌成分。

f 免疫组化染色。充实性成分嗜铬粒蛋白 A 染色阳性表达。

细胞癌相同，①最常见的路径是先期形成的高、中分化管状腺癌的癌巢深部由腺癌细胞分化而来的具有高增殖能的肿瘤性内分泌细胞呈团块样增殖经腺内分泌细胞最终而成；②消化道上皮的干细胞；③幼稚的内分泌细胞；④也可能来源于类癌瘤[7, 8]。本文的病例中除 2 例外肿瘤内均混有腺癌成分支持路径①。因此可以推论内分泌细胞癌是由腺癌成分与高增殖内分泌癌成分按比例形成组织结构及大体形态变化的。当整体癌总量少腺癌成分比例高时呈现腺癌的形态。当癌总量增加内分泌细胞癌成分比例增加时肿瘤深层的生长变得明显，肿瘤增厚形成 SMT 样的形态。进一步当表层隆起部的腺癌破溃时形成了 2 型或 3 型的大体形态，接近纯粹的内分泌细胞癌[7, 8]。笔者所诊治的 18 例病变均伴有溃疡形成，内分泌细胞癌成分位于溃疡底深部。这些表现与前述的组织学发生路径是一致的。针对 2 型或 3 型等溃疡形成的肿瘤，通过对手术切除标本组织学的研究发现大部分病例的内分泌细胞癌成分都裸露于溃疡底部，因此从溃疡底部取活检可能可以得到病理诊断。实际上我们的内分泌细胞癌多为 NEC、MANEC 的成分活检标本，至少取到了充实性未分化成分。但是在内分泌细胞癌成分不足 30% 的 4 例腺癌中有 2 例在活检标本中不含充实性未分化成分，诊断了管状腺癌。对内分泌细胞癌成分较少的病变，即使在溃疡底或其深部取活检术前诊断依然很困难。另外本次在我们的病例中没有取得经验，但有报告显示如果是早期病变肿瘤内无溃疡形成，黏膜内存在先期形成的腺癌成分，内分泌细胞癌的成分在黏膜下增殖，可以观察到与腺癌的移行现象[8]。同时也有显示是早期癌的形态并已经发生肝转移而活检却仅仅诊断为腺瘤的报告[9]，早期的癌术前诊断是很困难的。早期的病变与普通的大肠癌很难从大体形态上区分开来[10]，但本病早期就有黏膜下生长的倾向，内镜检查以外的检查方法（钡灌肠、CT 检查等）如果能发现深部浸润的表现或发现远隔转移或快速的临床进展等表现时，应有诊断此病的意识，应该带着意识在活检时从深部取

标本或者积极行免疫组化染色。

大肠内分泌细胞癌的病例数少，无统一确定的治疗方法，单纯手术治疗根治困难，试图通过综合治疗的方法改善预后。一直以来以小细胞肺癌治疗为准多采用 EP 方案［依托泊苷＋顺铂（CDDP）］或 IP 方案［伊利替康（CPT-11）＋顺铂（CDDP）[11, 12]］，近来有按照大肠癌的治疗方案采用 FOLFOX 方案或分子靶向药贝伐珠单抗治疗有效的散发报告[13]。同时也有联合化疗取得良好治疗效果的病例报告[14]，术前诊断是决定治疗方针的重要前提。

日本分类将只有 NEC 成分的单纯型分类为内分泌细胞癌，NEC 成分与腺癌成分共同存在的复合型分类为腺内分泌细胞癌是组织型分类。而 WHO 分类是按照在同一病灶内 NEC 成分与腺癌成分所占比例分为 NEC（神经内分泌癌），MANEC（混合型腺神经内分泌癌），adenocarcinoma（腺癌）。作者的研究中，18 例中 8 例 NEC、6 例 MANEC、4 例腺癌。各自的临床病理学因素在不同群组间没有特异性的特征病理学表现与有否转移其预后无差别。内分泌细胞癌如前所述管状腺癌多为其先行病变。肿瘤被发现时内分泌细胞癌与腺癌成分占癌灶全体比例各不相同，即使在内分泌细胞癌成分占比较低的腺内分泌细胞癌中，决定患者预后的癌成分也通常为内分泌细胞癌[15]。笔者所诊治的 4 例腺癌患者内分泌细胞成分均为 10% 左右，但与其他病例一样伴有高度的脉管侵犯，所有病例均伴有淋巴结转移。同时（4 例中）的 3 例死于本病，平均生存期 6.2 个月，预后极差。WHO 分类是依内分泌细胞癌成分占比不同而命名不同，并不能反映肿瘤的性质及患者的预后。

18 例内分泌细胞癌中 11 例位于右半结肠，倾向多发于右半结肠。其他结肠内分泌细胞癌的报告也提示多见于右半结肠，不易出现症状[16]。近些年来为预测大肠癌的预后及治疗效果盛行基因检查的研究，作为预测因子的 BRAF 基因发生变异的大肠癌多发于右半结肠、低分化型、病变深度 T4、易发生腹膜种植转移等为其临床病理

学特征 [17, 18]。推测大肠内分泌细胞癌也可能有类似的特性，今后有可能通过是否有基因变异来诊断及预测预后。

总结

本文就大肠内分泌细胞癌进行了临床病理学特征的研究。本病预后不良与肿瘤内的内分泌细胞癌成分多寡无关，我们认为正确的诊断是选择确切治疗的基础。

参考文献

[1] 大塚正彦, 加藤洋. 大腸の低, 未分化癌の臨床病理学的検討—分類および内分泌細胞癌との関連について. 日消外会誌 25:1248-1256, 1992

[2] 岩渕三哉, 佐野壽昭. 消化管(肝, 胆管を含む)の内分泌細胞腫瘍. 病理と臨 17:1253-1262, 1999

[3] Oberndorfer S. Karzinoide Tumoren des Dunndarms. Frankfurt Z Path 1:426-432, 1907

[4] Pearson CM, Fitzgerald PJ. Carcinoid tumors ; a re-emphasis of their malignant nature ; review of 140 cases. Cancer 2:1005-1026, 1949

[5] Bosman FT, Carneiro F, Hruban RH, et al (eds). WHO Classification of Tumors of the Digestive System. IARC Press, Lyon, pp 10-417, 2010

[6] 田崎達也, 中井志郎, 藤本三喜夫, 他. 横行結腸内分泌細胞癌の1例. 日臨外会誌 63:639-643, 2002

[7] 岩渕三哉, 渡辺英伸, 石原法子, 他. 消化管のカルチノイドと内分泌細胞癌の病理—その特徴と組織発生. 臨消内科 5:1669-1681, 1990

[8] 岩渕三哉, 西倉健, 渡辺英伸. 胃と大腸の早期内分泌細胞癌—その特徴と発生. 消内視鏡 7:275-284, 1995

[9] 谷平哲哉, 平岡淳, 年森明子, 他. 早期大腸癌の肉眼形態を呈した横行結腸内分泌細胞癌の1剖検例. Gastroenterol Endosc 57:1483-1489, 2015

[10] Staren ED, Gould VE, Warren WH, et al : Neuroendocrine carcinomas of the colon and rectum ; a clinicopathologic evaluation. Surgery 104:1080-1089, 1988

[11] 竹島薫, 山藤和夫, 朝見淳規, 他. 集学的治療が奏効し長期生存がえられた盲腸内分泌細胞癌の1例. 日消外会誌 40:757-763, 2007

[12] 黒田裕行, 石田七瀬, 酒井俊郎, 他. Bevacizumab併用etoposide/cisplatin療法が奏功した直腸原発神経内分泌細胞癌肝転移の1例. 旭川赤十字病医誌 22:75-80, 2010

[13] 釘宮成二, 小林成紀, 重田匡利, 他. Bevacizumab併用mFOLFOX6療法が奏効した上行結腸内分泌細胞癌の1例. 山口医 61:151-155, 2012

[14] 安藤知史, 愛甲聡, 小山恭正, 他. 集学的治療が奏効した大腸原発内分泌細胞癌の1例. 日消外会誌 75:2812-2816, 2014

[15] 岩渕三哉, 渡辺徹, 本間陽奈, 他. 消化管内分泌細胞腫瘍の日本の分類と2010年WHO分類との対比. 胃と腸 48:941-955, 2013

[16] 河内康博, 神保充孝, 重田匡利, 他. 結腸内分泌細胞癌の検討. 日消外会誌 36:503-508, 2003

[17] Clancy C, Burke JP, Kalady MF, et al. BRAF mutation is associated with distinct clinicopathological characteristics in colorectal cancer ; a systematic review and meta-analysis. Colorectal Dis 15: e711-718, 2013

[18] Smith CG, Fisher D, Claes B, et al. Somatic profiling of the epidermal growth factor receptor pathway in tumors from patients with advanced colorectal cancer treated with chemotherapy ± cetuximab. Clin Cancer Res 19:4104-4113, 2013

Summary

Clinicopathological Characteristics of Colorectal Endocrine Cell Carcinoma

Mari Shimada[1], Yasuharu Kaizaki[2], Chikashi Hiranuma[1], Kenji Dohden, Masakazu Hattori, Yasuo Hashizume

We investigated 18 patients with colorectal endocrine cell carcinoma who were treated at our hospital between 2001 and 2015. The patients had either type 2 or 3 thick, ulcerogenic tumors with carcinoma components in the deep regions of tumors and ulcer floors. Although undifferentiated carcinoma components were found on biopsy in many of the patients, a preoperative diagnosis on the basis of biopsy was considered difficult in some patients because of their disease stage at diagnosis or the percentage of adenocarcinoma cells. Clinicopathological characteristics and prognoses did not reveal any difference in the amount of endocrine cell carcinoma components in the patients' tumors. The prognosis of the disease was poor regardless of the amount of endocrine cell carcinoma components. Multidisciplinary treatment approaches have been recently attempted for improving the prognosis ; a preoperative diagnosis is considered important in deciding treatment courses. Examinations should be performed with colorectal endocrine cell carcinoma in mind when undifferentiated carcinoma components are found on biopsy or a tendency of deep infiltration is suggested.

[1] Department of Surgery, Fukui Prefectural Hospital, Fukui, Japan

[2] Department of Pathology, Fukui Prefectural Hospital, Fukui, Japan

主题 消化道内分泌细胞瘤研究新进展

胃类癌的远期预后

佐藤 祐一[1]

今村 祐志[2]

海崎 泰治[3]

小泉 和三郎[4]

石户 谦次

藏原 晃一[5]

铃木 晴久[6]

藤崎 顺子[7]

平川 克哉[8]

细川 治[9]

伊藤 公训[10]

上西 纪夫[11]

古田 隆久[12]

千叶 勉[13]

春间 贤[14]

摘要●针对Ⅰ型胃类癌病例的远期预后进行了多中心的回顾性研究。肿瘤全部位于为体部·胃底部，肿瘤直径多小于 10mm，几乎均局限于黏膜、黏膜下组织内。肿瘤直径大于 21mm 者脉管侵犯发生比例呈增高趋势。在治疗方法上近年来外科手术比例减少，内镜下切除特别是经 ESD 切除的比例增加。与欧美报告相比缺乏自身免疫性胃炎的特征，而与 *Hp* 感染及其他因素相关。另外即使有脉管侵犯、淋巴结转移等也无肝转移等远隔器官转移，长期预后［随访的中位值 7 年（0~20 年)］非常良好，无病生存率 97.6%（80/82），疾病特异生存率 100%（82/82)，欧美报告也是同样的。

关键词 胃类癌 胃泌素 Ⅰ型 预后 脉管侵犯

[1] 新潟大学医歯学総合病院光学医療診療部
〒951-8520 新潟市中央区旭町通一番町 754 番地　E-mail : yuichi@med.niigata-u.ac.jp
[2] 川崎医科大学検査診断学教室（内視鏡·超音波）
[3] 福井県立病院病理診断科
[4] 北里大学医学部消化器内科学
[5] 松山赤十字病院胃腸センター
[6] 国立がんセンター中央病院内視鏡科
[7] がん研有明病院消化器内科
[8] 福岡赤十字病院消化器内科
[9] 横浜栄共済病院外科
[10] 広島大学大学院医歯薬保健学研究院応用生命科学部門消化器·代謝内科学
[11] 公立昭和病院外科
[12] 浜松医科大学臨床研究管理センター
[13] 京都大学大学院思修館
[14] 川崎医科大学総合医療センター総合内科 2

前言

目前，胃类癌的分类多采用 Rindi 等[1]的分类，按照有无背景疾病及高胃泌素血症分为Ⅰ~Ⅲ型（**表1**）。在此基础上 Gilligan 等提倡如**图1**所示的治疗策略，很多医疗机构都遵从这一治疗。但实际上日本有关胃类癌的治疗效果及远期预后的报告很少[3]。

作者等于 2014 年将日本消化内镜学会学术委员会进行的"合并 A 型胃炎的胃类癌的治疗原则的相关研究"的研究成果作为论文发表了[4]。本文在介绍其内容的同时收集了近期发表的Ⅰ型胃类癌的相关病例报告并对其进行比较分析并讨论。

目前包括类癌在内的神经内分泌瘤总称为神经内分泌瘤，其详细的病理学分型见其他文献，WHO 第 4 版类癌相当于 NET（neuroendocrine tumor，神经内分泌瘤）的 G1[5]。但在日本迄今惯用的是将 NET G1、NET G2 统称为类癌。因此本文中的类癌特指 NET G1、NET G2。

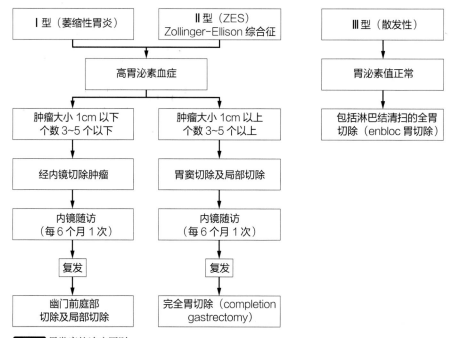

表1　胃类癌的临床分型

	Type I型	Type II型	Type III型
背景疾病	慢性萎缩性胃炎（A 型胃炎，*Hp* 幽门螺杆菌）	Zollinger-Ellison 综合征	散发
发生率	70%~80%	5%~10%	<20%
血清胃泌素值	↑↑	↑↑	正常
肿瘤个数	多发	多发	单发
肿瘤直径	<1cm	<1cm	2~5cm
病变所在部位	胃底/胃体	胃底/胃体	不定
转移	<5%	<10%	>50%
组织学分化	高分化	高分化	通常，低分化
预后	极好	非常好	参照腺癌

图1　胃类癌的治疗原则

ZES：Zollinger–Ellison syndrome 综合征。

〔Gilligan CJ, et al. Gastric carcinoid tumor：The biology and therapy of an enigmatic and controversial lesion. Am J Gastroenterol　90：338–352, 1995 より作成〕

I 型胃类癌的内镜表现特点

I 型胃类癌的内镜特点是存在于胃体部的略显平坦的隆起型病变，（图2），增大的肿瘤呈半球状类似黏膜下肿瘤（submucosal tumor，SMT）。色调多为白色 – 淡黄色或与周围黏膜色泽相同，中心区发红或凹陷。NBI（narrow band imaging）放大观察可见隆起的起始部结构与周围黏膜的表面结构基本相同，可见裂缝状的 pit 伸长，隐窝间隙开大，类似结构整体放大的样子（图2）。这样的表现是虽然肿瘤未生长至表层，但提示肿瘤在紧贴黏膜下生长，另外，在发红凹陷的中心部，表面结构消失，血管结构致密纤细呈螺旋状或粗大扩张的黑褐色血管均呈不规则分支状分布，这

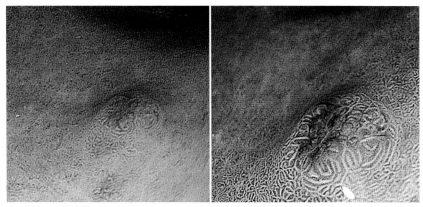

图2 I 型胃类癌的内镜表现、NBI 放大观察

a I 型胃类癌的普通内镜观察。边界不清与周围黏膜色泽相同，中心部见伴有发红凹陷的扁平隆起型病变。

b NBI 放大观察。隆起的表面结构与周围黏膜结构相似，腺管开口裂隙样延长，隐窝间隙开大，胃小凹纹路整体扩大。中心部腺管开口结构消失，可见粗大黑褐色血管及自该处分支的纤细的血管结构。

一起都提示该部位肿瘤已经生长裸露至表层。EUS（endoscopic ultrasonography，超声内镜）扫查在黏膜或黏膜下层可见边界清楚的、回声均匀的低回声肿瘤。病理组织学检查见条索状、丝带样肿瘤细胞增殖，考虑其来源是 ECL（enterochromaffilike，肠嗜铬样细胞）。

对象与方法

对象为日本消化内镜学会学术委员会发表的"合并 A 型胃炎的胃类癌的治疗原则的相关研究"所登记的 82 个病例。本次登记的条件为不伴 MEN（multiple endocrine neoplasia，多发内分泌肿瘤）及 1/ZES（Zollinger-Ellison syndrome，Zollinger-Ellison 综合征），同时符合，①胃壁细胞抗体阳性；② ECL 细胞增生（或 ECL 细胞微巢）同时存在胃底腺萎缩；③高胃泌素血症（> 450pg/ml）三者有其一的胃类癌病例。

结果

男女比例 44：38，年龄中位值 56 岁（24～79 岁），胃类癌被发现的时间为 1991—2011 年，随访中位值 7 年（0～20 年）。12（14.6%）例

合并自身免疫性疾病，23 例（28.0%）合并贫血，其中 12 例为维生素 B_{12} 水平低下的恶性贫血。患者的基础状态：幽门螺杆菌（Helicobacter pylori，Hp）阳性者 20 例，阴性者 43 例（52.4%），不详者 17 例（20.7%）。ECL 增生者 55 例（67.1%），无增生者 13 例（15.9%），不详者 14 例（17.1%），见**表2**。

肿瘤的数目单发者 44 例（53.7%），多发者 38 例（46.3%），肿瘤直径 10mm 以下者 71 例（87.6%），11~20mm 者 5 例（6.2%），大于 21mm 者 5 例（6.2%）（除去 1 例无记录肿瘤大小者）。病变所在部位：胃体部 70 例（86.5%），胃体部-胃底部 7 例（8.6%），胃底部 4 例（除去 1 例无记录肿瘤大小的病例）。病变深度：19 例达黏膜层，达黏膜下层者最多，44 例（53.6%），达固有肌层者 1 例（1.2%），18（22.0%）例病例随访观察未行切除治疗无法判断深度（**图3**）。

将其分为 3 组（小于 10mm，11~20mm，大于 21mm）研究（除外无记录肿瘤大小的 1 例），结果如**图4**所示。小于 20mm 者单发的 38 例恰好占 50%，大于 21mm 者全部为单发。病变深度病变在 10mm 以下者黏膜 17 例，黏膜下

表2 患者的临床基础状态	
男女比例	44：38
年龄中位值	56 岁（平均55.7岁，24～79岁）
随访期间中位值	7 年（0～20 年）
合并自身免疫性疾病	12 例（14.6%）
贫血	23 例（28.0%，其中维生素 B_{12} 水平低下 12 例）
Hp（幽门螺杆菌）感染（阳性：阴性：不详）	20（24.4%）：43（52.4%）：19（23.3%）
抗壁细胞抗体（阳性：阴性：不详）	55（67.1%）：10（12.2%）：17（20.7%）
ECL 细胞增生（阳性：阴性：不详）	55（67.1%）：13（15.9%）：14（17.1%）
血清胃泌素水平（范围）	2305pg/ml（279～22 956pg/ml）

ECL: 肠嗜铬样细胞（enterochromaffilike）。

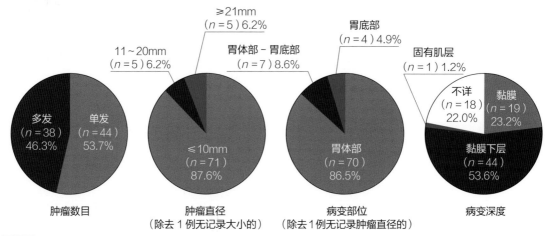

图3 Ⅰ型胃类癌瘤的特点

36 例，11~20mm 者黏膜 1 例，黏膜下 4 例，大于 21mm 的无黏膜内病变，黏膜下 4 例，固有肌层 1 例。发生脉管侵犯的：小于 10mm 的病变 5 例（7.0%），11~20mm 的病变未见，大于 21mm 的病变 3 例（60%）发现脉管侵犯。同时抗壁细胞抗体无论何组大小均有 70%~80% 的阳性率，Hp 感染率也与病变大小无关，3 组均为 20% 多。

有关治疗的选择如图5所示。临床随访 25 例（30.5%），EMR 治疗 30 例（36.6%），ESD 治疗（内镜下黏膜下剥离，endoscopic submucosal dissection）11 例（13.4%），外科手术切除 16 例（19.5%）[胃窦切除 4 例（4.9%），部分切除 6 例（7.3%），全

胃切除 6 例（7.3%）]。

另外，为比较不同时期治疗选择的异同，分别将 1991—2000 年与 2001—2011 年进行了对比评估（图6）。1991—2000 年临床随访观察 12 例（32.4%），内镜治疗（全部为 EMR）15 例（40.5%），外科治疗 10 例（27.0%，10 例中的 8 例为 10mm 以下）。而 2001 年以后临床随访观察者 13 例（29.5%），经内镜治疗 25 例（56.9%）（EMR 14 例，ESD 11 例），外科治疗 6 例（13.6%，6 例中 2 例为 10mm 以下）。

仔细研究了发现脉管侵犯的 8 个病例（表3）。3 例同时伴有淋巴管和静脉侵犯，仅有

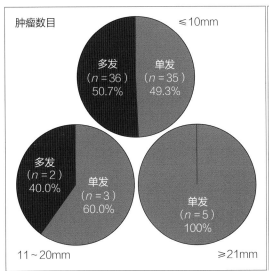

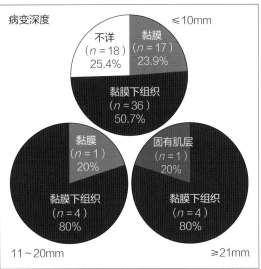

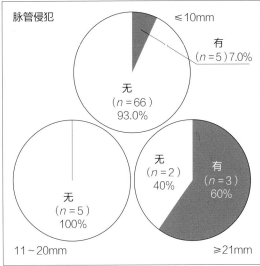

图4 从肿瘤大小看Ⅰ型胃类癌的临床特性（除外1例无记录肿瘤直径者）

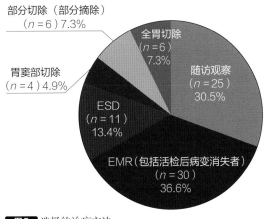

图5 选择的治疗方法

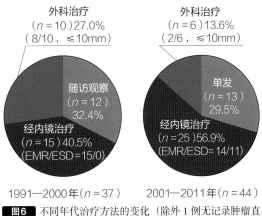

图6 不同年代治疗方法的变化（除外1例无记录肿瘤直径者）

表3 发现脉管侵犯的 8 例

病例	脉管侵犯	性别	年龄（岁）	大小（mm）	深度	治疗	追加治疗	术后随访年限	Ki-67指数	胃泌素（pg/ml）	抗壁细胞抗体	幽门螺杆菌感染	复发（淋巴结/远隔器官）转移
1	ly（＋）/v（＋）	女	40	45	MP	远端胃切除	无	12	*n.d.*	2，848	阳性	阳性	无
2	ly（＋）/v（－）	男	74	30	SM	胃窦切除	无	4	*n.d.*	*n.d.*	*n.d.*	*n.d.*	无
3	ly（＋）/v（＋）	女	45	25	SM	胃窦切除	无	4	*n.d.*	5，634	阳性	*n.d.*	LN
4	ly（＋）/v（＋）	女	72	10	SM	近端胃切除	无	6	2%（G1）	1，410	未测	阴性	无
5	ly（－）/v（＋）	男	43	9	SM	ESD	无	2	*n.d.*	1，800	阳性	阳性	无
6	ly（－）/v（＋）	女	57	8	SM	EMR	全胃切除	6	< 0.2%（G1）	8，300	阳性	阴性	无
7	ly（＋）/v（－）	男	76	8	SM	部分胃切除	无	5	2%（G1）	490	未测	阳性	无
8	ly（＋）/v（－）	男	49	5	SM	ESD	全胃切除	1	*n.d.*	4，552	未测	阴性	无

n.d.：无记录（not documented）。

淋巴管侵犯者 3 例，仅有静脉侵犯者 2 例。10mm 以下 5 例，20mm 以上 3 例。病变深度 1 例侵犯至固有肌层，其余 7 例均为黏膜下组织侵犯。只有 3 例记录了 Ki-67 指数，2 例 2%，1 例不到 0.2%。治疗方法初始治疗采用外科方法的 5 例，内镜治疗后行外科治疗的 2 例，ESD 治疗后行随访观察的 1 例。局部淋巴结转移者 1 例，未见肝脏等远隔器官转移者。

最后就无病生存率（recurrence free survival, RFS）及疾病特异性生存率（disease specific survival, DSS）进行了研究，结果 RFS 97.6%（80/82），DSS 为 100%（82/82）。

讨论

除本研究之外，近年来在欧美国家也有多个有关 I 型胃类癌的病例统计报告[6-11]，报告结果如**表4**所示。

与欧美发表的报告相比较，本研究显示以下不同：①男性多于女性；②较少合并自身免疫性疾病；③较少合并贫血；④胃泌素值轻度升高。I 型胃类癌多合并作为自身免疫性疾病的 A 型胃炎故女性多见，另外近年来 A 型胃炎多作为多腺性自身免疫综合征（autoimmune polyendocrine syndrome）中病变的一种，易合并以甲状腺疾病为主的自身免疫性疾病[12]。从这一点上看，本研究缺乏那些特征，究其原因可能是对 A 型胃炎以外的自身免疫性疾病认识不足。再者可能存在 A 型胃炎之外的背景疾病，最大的可能是 Hp（幽门螺杆菌）感染[13]。在 WHO 分类第 4 版中幽门螺杆菌作为 I 型胃类癌的原因也被提及，ENETS（European neuroendocrine tumor society，欧洲神经内分泌瘤学会）的指南也指出与 I 型胃类癌相关的疾病不是自身免疫性胃炎而是慢性萎缩性胃炎[14]。本研究记录到的 Hp 感染率只有 20% 左右并不高，其原因不能否认存在既往感染 Hp 的患者被记录为 Hp 阴性的可能性。

在肿瘤的数目上，本研究与其他研究一样，直径在 10mm 以下的肿瘤较多，单发·多发大约各半，与其他报告相比无明显的倾向性。同样在病变深度上所有报告几乎均侵犯至黏膜下组织，

表4 与其他报告（30 例以上者）的比较

	本报告 (2014)	Thomas等[6] (2013)	Merola等[7] (2012)	Borch等[8] (2005)	Campana等[9] (2016)	Chen等[10] (2015)	La Rosa等[11] (2011)
地区	日本	希腊 以色列 瑞典	意大利	瑞典	意大利	美国	意大利
病例数	82	111	33	51	97	56	95
性别（男：女）	44：38	29：82	9：24	13：38	38：59	11：45	37：58
年龄	56 岁 （24 ~ 79 岁）	58.5 岁 （29 ~ 84 岁）	65 岁 （23 ~ 81 岁）	66 岁 （39 ~ 86 岁）	59 岁 （49 ~ 66 岁）	63 岁 （37 ~ 89 岁）	*n.d.*
贫血（IDA，PA）	28.0%	51.4%	75.7%	64.7%	25.8%	33%（PA）	*n.d.*
抗壁细胞抗体阳性	67.1%	*n.d.*	86.2%	*n.d.*	75.3%	69.2%	*n.d.*
合并自身免疫性疾病	14.6%	44.1%	63.6%	*n.d.*	*n.d.*	*n.d.*	*n.d.*
Hp	24.4%	17.1%	33.3%	*n.d.*	0.0%	*n.d.*	*n.d.*
胃泌素中位数值（范围）	2305pg/ml （279 ~ 22 956pg/ml）	1000pg/ml	570pg/ml （360 ~ 1125pg/ml）	*n.d.*	964pg/ml （585 ~ 1702pg/ml）	1338pg/ml （113 ~ 4090pg/ml）	*n.d.*
大小（范围）	5mm （1 ~ 45mm）	7.9mm （0.2 ~ 100mm）	5mm （2 ~ 20mm）	10mm （4 ~ 80mm）	5.0mm （3 ~ 10mm）	3mm （0.8 ~ 25mm）	0.4mm
单发：多发	44：38	58：53	14：17	17：34	60（< 5）：37	32：24	*n.d.*
G1：G2：NT	16：5：61	83：13：15	*n.d.*	*n.d.*	56：33：8	20：4：32	95：0：0
病变深度（M：SM：MP 以深）	19：44：1 （不明 18 例）	*n.d.*	7：26（SM，MP）	16：26：9	*n.d.*	30：26：0	93（M，SM）：2
Stage（0 or 1：2A：3 or 4）	71：10：0 （不明 1 例）	76：19：1	*n.d.*	*n.d.*	84：8：3	31：4：2	*n.d.*
脉管侵犯：淋巴结或远隔转移	8：1	0：2	0：0	*n.d.* ：4	*n.d.* ：2	*n.d.* ：2	*n.d.*
随访观察：SSA：内镜治疗：外科治疗	25：0：41：16	59：32：0：20	0：0：100：0	3：0：26：22	13：36：45：3	0：17：16：26	*n.d.*
肿瘤相关死亡	0	0	0	1	0	0	1

n.d.：无记录（not documented）；IDA：缺铁性贫血（iron defiiency anemia）；PA：恶性贫血（pernicious anemia）；LN：淋巴结（lymph node）；SSA：生长抑素类似物（somatostatin analog）

本研究报告黏膜下组织浸润者占较高的比例。

有关治疗，与 2000 年前相比，2001 年以后内镜治疗比例增加，外科治疗减少。这是遵从 Gilligan 等[2]建议的治疗原则，同时 ESD 可以作为内镜治疗的选择。幽门螺杆菌作为 I 型胃类癌的原因也被提及，ENETS（European neuroendocrine tumor society，欧洲神经内分泌瘤学会）的指南也指出与 I 型胃类癌相关的疾病不是自身免疫性胃炎而是慢性萎缩性胃炎[14]。本研究记录到的 *Hp* 感染率只有 20% 左右并不高，其原因不能否认存在既往感染 *Hp* 的患者被记录为 *Hp* 阴性的可能性。

在肿瘤的数目上，本研究与其他研究一样，直径在 10mm 以下的肿瘤较多，单发、多发大约

表5　G2 肿瘤的临床特点

病例	1	2	3	4	5
性别	男	男	女	男	男
年龄（岁）	55	37	67	52	71
大小（mm）	1.5	2	3	4.3	5
深度	SM	SM	SM	SM	SM
治疗	EMR	EMR	TG	ESD	ESD
追加治疗	无	有 （再次 EMR）	无	无	无
术后观察年限	7	12	16	0	3
切缘	阴性	阴性	阴性	阴性	阴性
胃泌素（pg/ml）	1 240	2 960	950	5 500	3 960
抗壁细胞抗体	*n.d.*	*n.d.*	*n.d.*	阳性	阳性
幽门螺杆菌	阴性	阴性	*n.d.*	阴性	阴性
脉管侵犯	无	无	无	无	无
复发、转移	无	无	无	无	无

n.d.：无记录（not documented）；EMR：内镜下黏膜切除（endoscopic mucosal resection）；TG：全胃切除（total gastrectomy）；ESD：内镜下黏膜下层剥离（endoscopic submucosal dissection）

各半，与其他报告相比无明显的倾向性。同样在病变深度上所有报告几乎均侵犯至黏膜下组织，本研究报告黏膜下组织浸润者占较高的比例。

有关治疗，与 2000 年前相比，2001 年以后内镜治疗比例增加，外科治疗减少。这是遵从 Gilligan 等 [2] 建议的治疗原则，同时 ESD 可以作为内镜治疗的选择。特别是对黏膜下组织浸润较深的类癌 ESD 可以达到完整的整体切除病变 [15]。随着 ESD 技术的普及，ESD 可以作为胃类癌治疗的选择方法。

本研究报告复发率非常低，无 1 例肿瘤相关死亡。其他报告也显示少见脉管侵犯、淋巴结转移、肝转移等，几乎未见肿瘤相关死亡，提示 I 型胃类癌长期预后非常良好。本研究对 8 例发生了脉管侵犯的病例进行了研究，5 例肿瘤直径 10mm 以下，提示肿瘤大小并非脉管侵犯的指标。但直径大于 21mm 的病变没有限于黏膜层的病变，脉管侵犯比例也较高，提示肿瘤的大小仍是可以反映其恶性程度的指标。在 WHO 分类第 4 版中也指出胃类癌的 T 因素与胃癌不同，肿瘤直径 1cm 是其中的项目之一，想必肿瘤的大小是评价恶性程度的一个重要因素。另一方面，从根据病理组织学恶性程度的指标 Ki-67 指数、核分裂数做出的病理组织学分级来看，前述研究的 8 个合并脉管侵犯的病例，其中 3 例为 G1，5 例为 G2 病例（**表5**）。肿瘤直径均较小，也无脉管侵犯。由此可见病理组织学的分级与预后无明确

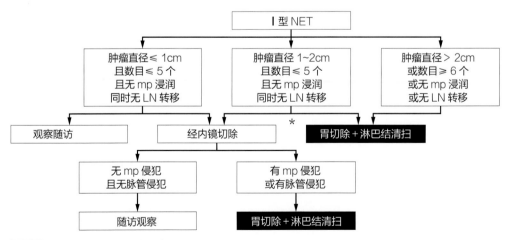

图7 胰腺·消化道 NET 诊疗指南（2015）

*：有报告认为 I 型 NET 恶性程度低，即使是 1~2cm 肿瘤若无 mp 浸润及淋巴结转移，可行内镜下切除。但无高级别证据，尚存争议。

〔日本神经内分泌肿瘤研究会（JNETS）（编）. 膵・消化管神经内分泌肿瘍（NET）诊疗ガイドライン，第 1 版. 金原出版，p 9，2015 より転载〕

的关系，虽然其他报告中有关 G2 的病例没有详细的资料，但相信预后不差。

研究了有转移的 20 例 I 型胃类癌病例（12 例淋巴结转移，8 例肝转移）报告的论文[16]，肿瘤直径均超过 10mm，仍然提示肿瘤的大小能反映其恶性度。另外，Ki–67 指数小于 2% 的 11 例，小于 5% 的 3 例也提示其与恶性度不一定相关。对于决定治疗方案的肿瘤大小 ENETS 指南定为 1cm，NCCN（National Comprehensive Cancer Networks）指南为 2cm[17]，二者虽有差异，但都是根据肿瘤的大小决定治疗原则的，在恶性度判断及之后治疗方案的选择、预后的评估上肿瘤大小、有无浸润及转移都是重要的指标，Ki–67 指数也许可以作为参考的指标。2015 年发表的日本《胰腺·消化道 NET 诊疗指南》中也是根据肿瘤大小及有无浸润、转移来决定治疗策略（图7）的[18]。

总结

本研究还在继续进行中，目标是收集 200 例病例。我们的研究是"合并 A 型胃炎的胃类癌的治疗原则的相关研究"，如前所述的符合国际（标准）的不合并 MEN1/ZES 且有高胃泌素血症的病例作为 I 型胃类癌，有这样的胃类癌病例的话请一定登记进来。胃类癌病例很难通过单个医疗机构积攒足够的病例，请务必在全日本范围内集中收集病例，希望借此探明日本的胃类癌的状况。

参考文献

[1] Rindi G, Luinetti O, Cornaggia M, et al. Three subtypes of gastric argyrophil carcinoid and the gastric neuroendocrine carcinoma: a clinicopathologic study. Gastroenterology. 104: 994-1006, 1993

[2] Gilligan CJ, Lawton GP, Tang LH, et al. Gastric carcinoid tumor: The biology and therapy of an enigmatic and controversial lesion. Am J Gastroenterol 90:338-352, 1995

[3] Hosokawa O, Kaizaki Y, Hattori M, et al. Long-term follow up of patients with multiple gastric carcinoids associated with type A gastritis. Gastric Cancer. 8:42-46, 2005

[4] Sato Y, Imamura H, Kaizaki Y, et al. Management and clinical outcomes of type I gastric carcinoid patients: retrospective, multicenter study in Japan. Dig Endosc. 26:377-384, 2014

[5] Solcia E, Arnold R, Capella C, et al. Neuroendocrine neo-

plasms of the stomach. In Bosman FT, Carneiro F, Hruban RH, et al (eds). WHO Classification of Tumours of the Digestive System. IARC, Lyon, pp 64-68, 2010

[6] Thomas D, Tsolakis AV, Grozinsky-Glasberg S, et al. Long-term follow-up of a large series of patients with type 1 gastric carcinoid tumors: data from a multicenter study. Eur J Endocrinol 168:185-193, 2013

[7] Merola E, Sbrozzi-Vanni A, Panzuto F, et al. Type I gastric carcinoids: A prospective study on endoscopic management and recurrence rate. Neuroendocrinology 95:207-213, 2012

[8] Borch K, Ahrén B, Ahlman H, et al. Gastric carcinoids: biologic behavior and prognosis after differentiated treatment in relation to type. Ann Surg 242:64-73, 2005

[9] Campana D, Ravizza D, Ferolla P, et al. Clinical management of patients with gastric neuroendocrine neoplasms associated with chronic atrophic gastritis: a retrospective, multicentre study. Endocrine 51:131-139, 2016

[10] Chen WC, Warner RR, Ward SC, et al. Management and disease outcome of type I gastric neuroendocrine tumors: the Mount Sinai experience. Dig Dis Sci 60:996-1003, 2015

[11] La Rosa S, Inzani F, Vanoli A, et al. Histologic characterization and improved prognostic evaluation of 209 gastric neuroendocrine neoplasms. Hum Pathol 42:1373-1384, 2011

[12] Betterle C, Zanchetta R. Update on autoimmune polyendocrine syndromes (APS). Acta Biomed 74:9-33, 2003

[13] Sato Y, Iwafuchi M, Ueki J, et al. Gastric carcinoid tumors without autoimmune gastritis in Japan: a relationship with Helicobacter pylori infection. Dig Dis Sci 47:579-585, 2002

[14] Ruszniewski P, Delle Fave G, Cadiot G, et al. Well-differentiated gastric tumors/carcinomas. Neuroendocrinology 84:158-164, 2006

[15] Sato Y, Takeuchi M, Hashimoto S, et al. Usefulness of endoscopic submucosal dissection for type I gastric carcinoid tumors compared with endoscopic mucosal resection. Hepatogastroenterology 60:1524-1529, 2013

[16] Grozinsky-Glasberg S, Thomas D, Strosberg JR, et al. Metastatic type 1 gastric carcinoid: a real threat or just a myth? World J Gastroenterol 19:8687-8695, 2013

[17] Kulke MH, Benson AB 3rd, Bergsland E, et al. Neuroendocrine tumors. J Natl Compr Canc Netw 10:724-764, 2012

[18] 日本神経内分泌腫瘍研究会(JNETS)(編). 膵·消化管神経内分泌腫瘍(NET)診療ガイドライン, 第1版. 金原出版, p 9, 2015

Summary

Long-term Prognosis of Gastric Carcinoids

Yuichi Sato[1], Hiroshi Imamura[2],
Yasuharu Kaizaki[3], Wasaburo Koizumi[4],
Kenji Ishido, Koichi Kurahara[5],
Haruhisa Suzuki[6], Junko Fujisaki[7],
Katsuya Hirakawa[8], Osamu Hosokawa[9],
Masanori Ito[10], Michio Kaminishi[11],
Takahisa Furuta[12], Tsutomu Chiba[13],
Ken Haruma[14]

This study evaluated different treatment approaches and clinical outcomes in patients with TIGCs（Type I gastric carcinoids）in

Japan. Between 1991 and 2011, 82 patients with TIGCs were identified at multi-center institutions in Japan. All tumors were in the gastric corpus or fornix, and a large proportion of tumors were less than 10 mm in diameter. Most of the cases were histologically confirmed as mucosal or submucosal tumors. In recent years, the ratio of surgical resection for TIGC has decreased, while the proportion of endoscopic resection for TIGC, particularly ESD, has increased. In addition, TIGC in Japan is not associated with autoimmune diseases as seen in European and American reports ; therefore, it was suggested that other underlying factors such as *Helicobacter pylori* infection may exist. None of the patients showed rapidly growing tumors or metastasis. The median (range) follow-up period was 7 years (0-20 years). Recurrence-free survival was 97.6% and disease-specific survival was 100% in all patients.

[1] Division of Endoscopy, Niigata University Medical and Dental Hospital, Niigata, Japan
[2] Division of Endoscopy and Ultrasound, Department of Clinical Pathology and Laboratory Medicine, Kawasaki Medical School, Kurashiki, Japan
[3] Department of Pathology, Fukui Prefectural Hospital, Fukui, Japan
[4] Department of Gastroenterology, Kitasato University School of Medicine, Sagamihara, Japan
[5] Division of Gastroenterology, Matsuyama Red-cross Hospital, Matsuyama, Japan
[6] Endoscopy Division, National Cancer Center Hospital, Tokyo
[7] Department of Gastroenterology, Cancer Institute Hospital of Japanese Foundation for Cancer Research, Tokyo
[8] Division of Gastroenterology, Fukuoka Red-cross Hospital, Fukuoka, Japan
[9] Department of Surgery, Yokohama Sakae Kyosai Hospital, Yokohama, Japan
[10] Department of Gastroenterology and Metabolism, Hiroshima University, Hiroshima, Japan
[11] Department of Surgery, Showa General Hospital, Tokyo
[12] Center for Clinical Research, Hamamatsu University School of Medicine, Hamamatsu, Japan
[13] Department of Gastroenterology and Hepatology, Graduate School of Medicine, Kyoto University, Kyoto, Japan
[14] Internal Medicine 2, Kawasaki General Medical Center, Kawasaki Medical School, Kurashiki, Japan

主题　消化道内分泌细胞瘤研究新进展

大肠类癌的诊断及长期随访

关口 正宇[1, 2]

关根 茂树[3]

坂本 琢[1]

居轩 和也

高丸 博之[1, 2]

山田 真善

中岛 健[1]

谷口 浩和[3]

松田 尚久[1, 2]

斋藤 丰[1]

摘要●本文探讨了日本国立癌研究中心中央病院进行内镜治疗的直肠 NET 的病理特征和长期随访结果。1997—2011 年内镜治疗的 90 例病变直径平均 5mm、均为位于黏膜下层的 NET G1 期病变。随访观察平均 76.1 个月，其中 1 例复发，没有转移病例，显示了内镜治疗的有效性。通过免疫组织化学染色 / 特殊染色等方法，对这些病变的脉管浸润进行再评估。结果为 42 个病变（46.7%）阳性，说明即使没有固有肌层浸润的直肠小 NET G1 病变，也有较高比率的脉管浸润。由于全部病例均未发生复发和转移，因此认为，这样的病变即使脉管浸润阳性，也可不作为追加外科切除的绝对条件。

■■■ **关键词** ■■■　**直肠类癌　NET　内镜治疗　脉管浸润　Ki-67 指数**

[1] 国立癌研究中心中央病院内镜科　104-0045 东京都中央区筑地 5 丁目 1-1
　　E-mail:masekigu@ncc.go.jp
[2] 同 体检中心
[3] 同 病理科

前言

　　近年来，随着结肠镜检查的普及，大肠类癌，特别是适合内镜治疗的、无症状的直肠小类癌的发现率增加了，但是，有关大肠类癌的内镜适应证、治疗根治程度评估及术后处置、内镜治疗方法的选择等许多方面均未得到充分论证。随着 2010 年 WHO 分类的改订，大肠类癌被分属在 NET（neuroendocrine tumor）中，而 NET 又根据细胞增殖的能力按照 Grade 分类为 NET G1，NET G2[1]，这样分类是否合理还有必要进一步验证。此外，在评价内镜治疗根治程度上，随着免疫组织化学染色·特殊染色的普及，我们也发现了即使是很小的直肠 NET，也有的病例存在脉管浸润，虽然病例数不多，但是对这样的病变应该怎样处置也值得深思，有必要明确脉管浸润到底有怎样的临床意义。

　　本文以在作者所在医院内镜治疗的直肠 NET 病例为研究对象，探讨了其临床病理学特征，短期·长期的治疗效果。在临床病理学特征中，对于脉管浸润的病例，原则上，对于只通过 HE 染色评价的年代的病例，利用新的免疫组织化学染色·特殊染色来进行再评价，对照其远期疗效，探讨它的临床意义。此外，对于临床上常

表1 探讨①：临床病理学特征

年龄平均值（范围）	57 岁（16~85 岁）
性别	
男	49 (57.0%)
女	37 (43.0%)
肿瘤直径平均值（范围）	5.0mm (2~13mm)
深度	
黏膜下层	90 (100%)
表面凹陷/溃疡	
(+)	3 (3.3%)
(-)	87 (96.7%)
Ki-67 指数平均值（范围）	0.9% (0.1~2.9) %
Grade 分类	
NET G1	90 (100%)
NET G2	0 (0%)
淋巴管浸润	
(+)	23 (25.6%)
(-)	67 (74.4%)
静脉浸润	
(+)	35 (38.9%)
(-)	55 (61.1%)

规利用免疫组织化学染色·特殊染色评价脉管浸润的年代的直肠 NET 内镜治疗的病例，也探讨了包含脉管浸润在内的临床病理学特征。

对象和方法

1. 探讨①

1997 年 1 月—2011 年 12 月，在作者所在医院内镜治疗的直肠 NET 病变中，除去同时伴有结肠癌进行淋巴结廓清术的 4 例，随访观察不满 1 年的 8 例，剩余 90 例病变（86 名患者）为研究对象，探讨了其临床病理学因素（包括年龄、性别、肿瘤直径、浸润深度、表面有无凹陷·溃疡、Ki-67 指数、Grade 分类、脉管浸润、内镜治疗方式、切除断端评价）及远期疗效（复发、转移、生存等）[2]。全部病例患者均进行 Ki-67（MB1）免疫组织化学染色，hotspot 区域的阳性率（至少计算500 个以上的肿瘤细胞）以 Ki-67 指数进行计算

的基础上，按照 2010 年 WHO 分类和 NANETS（The North American Neuroendocrine Tumor Society）指南进行 Grade 分类（Ki-67 指数不满 3%，NET G1，3% ~ 20%，NET G2）[1, 3]。从内镜治疗日到最终确定生存日或死亡日的期间（2016 年 11 月 22 日当日）作为随访观察时间进行远期疗效评价，利用 Kaplan-Meler 法算出 5 年全生存率。对于脉管浸润的评价，上诉期间原则上常规临床 HE 染色评价过，但是此次全部病例均利用新的抗抗体和 D2-40 抗体进行双重染色（评价淋巴管浸润），抗抗体和 CD-31 抗体进行双重染色以及 EVG（Elastica van Gieson）染色（评价静脉浸润），评价其阳性比例。

2. 探讨②

2012 年 1 月后，在作者所在医院原则上是利用 D2-40 抗体和 EVG 染色，评价直肠 NET 的脉管浸润，2012 年 1 月—2016 年 5 月在作者所在医院进行内镜治疗的直肠 NET 的 73 处病变（67 名患者）中，除了没有进行 D2-40/EVG 染色的 4 例外，剩余 69 处病变（64 名患者）作为研究对象，探讨了其包含脉管浸润在内的临床病理学特征。对于脉管浸润的病例，没有利用双重染色进行再评价，只是利用 D2-40 抗体和 EVG 染色验证了基于病理诊断的临床资料。

3. 探讨③

以探讨①、探讨②的全部病例作为研究对象，探讨了不同的内镜治疗方式及其短期治疗效果（是否完整切除、切除断端情况、并发症）。

结果

1. 探讨①

1）内镜切除直肠 NET 病例的临床病理学特征（表 1）

NET 的肿瘤直径平均 5mm，这里也包含了10mm 以上的病变 8 例。其中 3 例可见表面凹陷、溃疡，但全部病例均为局限于黏膜下层以上，未有深层进展。全部病例 Ki-67 指数均未满 3%（平均值 0.9%），所有病例均属 NET G1。虽然通过 HE 染色只有 1 例病例确认了静脉浸润，但是利用新型的特殊·免疫染色进行再评价的结果，23

表2 探讨①：脉管浸润阳性病例与阴性病例临床病理学特征比较

	脉管浸润阳性病例 *n* = 42	脉管浸润阴性病例 *n* = 48	*P* 值
年龄平均值（范围）	57.5 岁（33~85 岁）	56.0 岁（16~75 岁）	0.86 *
性别			0.59 **
男	26（61.9%）	27（56.2%）	
女	16（38.1%）	21（43.8%）	
肿瘤直径平均值（范围）	5.0mm（3~13mm）	4.0mm（2~10mm）	0.02 *
深度			
黏膜下层	42（100%）	48（100%）	
Ki-67 指数平均值（范围）	1.0%（0.3~2.9%）	0.9%（0.1~2.0%）	0.09 *
表面凹陷 / 溃疡			0.45 †
(+)	2（4.8%）	1（2.1%）	
(-)	40（95.2%）	47（97.9%）	

＊：Mann-Whitney 的 U 检验　＊＊：χ^2 检验　†：Fisher 正确率检验

例淋巴管浸润阳性，35 例静脉浸润阳性，合计 42 处病变（46.7%，有重复）有脉管浸润。

2）脉管浸润阳性病例与阴性病例的临床病理学特征比较（表2）

比较了脉管浸润阳性病例（42 处病变）和阴性病例（48 处病变）的临床病理学特征发现，针对肿瘤直径的统计学存在差异（肿瘤直径平均值：脉管浸润阳性病例 5.0mm 和阴性病例 4.0mm，*P*=0.02），但是差异较小，肿瘤直径 3mm 这样非常小的病变也存在脉管浸润阳性的可能。此外，脉管浸润阳性病例中也存在 Ki-67 指数平均值低至 1.0%，全部为局限于黏膜下层的 NET G1 病变。

3）长期随访

内镜治疗后，86 名患者（90 处病变）均未追加外科治疗，选择了随访观察。其中 HE 染色发现脉管浸润 1 例，切除断端 RX 或者 R1 的 3 例患者与外科医生协商，考虑全身状态后均选择了随访观察。随访观察平均 76.1 个月（12.2 ~ 198.2 个月）中没有复发、转移及因类癌死亡的病例。5 例患者因其他疾病死亡，5 年总生存率为 96.3%。根据内镜结果没有追加外科切除而选择随访观察的脉管浸润阳性的 42 例患者，随访观察平均 82.9 个月（13.1 ~ 194.7 个月）中，

没有 1 例复发、转移及因类癌死亡的病例。

4）病例汇报（图1）

汇报脉管浸润阳性病例

［**病例1**］下段直肠可见 5mm 大的 NET，通过 ESMR-L（endoscopic submucosal resection）切除病变（**图1a ~ f**），病变局限在黏膜下层，属 NET G1（Ki-67 指数 1.0%），HE 染色显示脉管浸润阴性，行随访观察（**图1g**），至今没有复发及转移。此次施行了前述的免疫组织化学染色·特殊染色显示，虽然是很小的 NET G1 病变，并无固有肌层浸润，却也确认有淋巴管·静脉的浸润（**图1h**）。

2. 探讨②

1）临床病理学特征（表3）

病变的肿瘤直径平均 4mm，几乎所有病变（67 处病变，97.1%）均局限在黏膜下层，只有 2 处病变（2.9%）向固有肌层浸润。包括这 2 处病变在内，共 4 处病变（5.8%）属 NET G2，其他 65 处病变（94.2%）均属 NET G1 病变。不仅这 4 处病变（5.8%），还有 17 处病变（24.6%），合计共 20 处病变（29.0%，有重复）可见脉管浸润。即使均为深度局限在黏膜下层的 NET G1 病变（65 处病变），而且肿瘤最大直径 9mm，均为不足

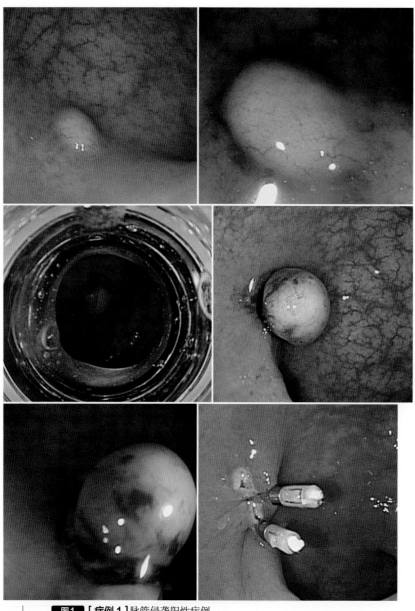

a	b
c	d
e	f

图1 [病例1]脉管侵袭阳性病例

a,b 结肠镜所见。下部直肠大小 5mm 表面溃疡及凹陷（—）的 NET 病变。

c~f ESMR-L 法。针对直肠 NET 行黏膜下注射后，利用 ligation 行吸引，在其下方行圈套器通电切除。

1cm 的病变，除了上述 4 处病变，还有 15 处病变，合计 18 处（27.7%，有重复）病变可见脉管浸润阳性。

2）病例汇报（**图2**）

［**病例2**］下段直肠可见 4mm 大小的 NET，门诊行 ESMR-L 治疗了的病变（**图2a，b**）。虽然是局限在黏膜下层的 NET G1 病变（Ki-67 指数 <2%），EVG 染色却确认了静脉浸润（**图2c ~ e**）。

3. 探讨③

按照内镜治疗手段分类的结果（**表4**）。针对直肠 NET 159 处病变的内镜治疗手段中，利用食管静脉曲张治疗用的 ligation 器械进行

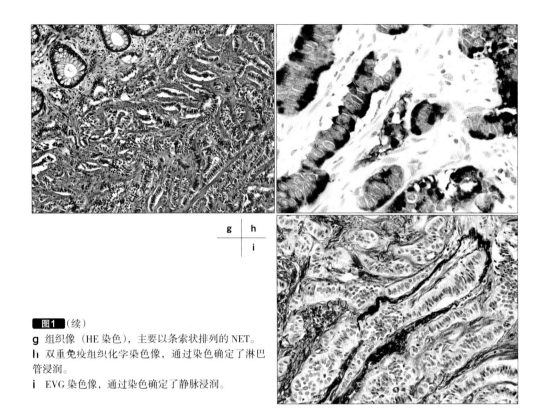

g h
i

图1 (续)

g 组织像（HE 染色），主要以条索状排列的 NET。
h 双重免疫组织化学染色像，通过染色确定了淋巴管浸润。
i EVG 染色像，通过染色确定了静脉浸润。

ESMR-L 的 139 处病变（87.4%），是使用最多的方法。其他还有 7 处病变（4.4%）利用透明帽进行内镜吸引黏膜切除术（EMR using a cap，EMR-C）切除，9 处病变（5.7%）行内镜下黏膜下层剥离术（endoscopic sunmucosal dissection，ESD）切除，一般的内镜黏膜切除术（endoscopic mucosal recection，EMR）或者息肉电切术切除 4 处病变（2.5%）。ESMR-L、EMR-C 治疗的病例的肿瘤直径中央值 4mm，ESD 组肿瘤直径中央值 11mm，实施最多的 ESMR-L 选择的都是仅稍稍超过 1cm 的病变，所以短期效果良好。

讨论

1. 直肠 NET 的诊断和治疗方法

当发现色调发黄略带韧性的黏膜下肿瘤（submucosal tumor，SMT）时，我们会疑诊 NET 而行病理检查确定诊断。在日本 NET 的好发部位是直肠，其中在下部直肠更多见。在决定直肠 NET 的治疗方针上，肿瘤直径、深度、表面是否有凹陷或溃疡、脉管浸润、细胞增殖能力（Ki-67 指数，核分裂象

表3 探讨②：临床病理学特征

年龄平均值（范围）	60 岁（30~78 岁）
性别	
男	35（54.7%）
女	29（45.3%）
肿瘤直径平均值（范围）	4.0mm（1.5~13mm）
深度	
黏膜下层	67（97.1%）
固有肌层	2（2.9%）
表面凹陷 / 溃疡	
(+)	3（4.3%）
(−)	66（95.7%）
Grade 分类	
NET G1	65（94.2%）
NET G2	4（5.8%）
淋巴管浸润	
(+)	4（5.8%）
(−)	65（94.2%）
静脉浸润	
(+)	17（24.6%）
(−)	52（75.4%）

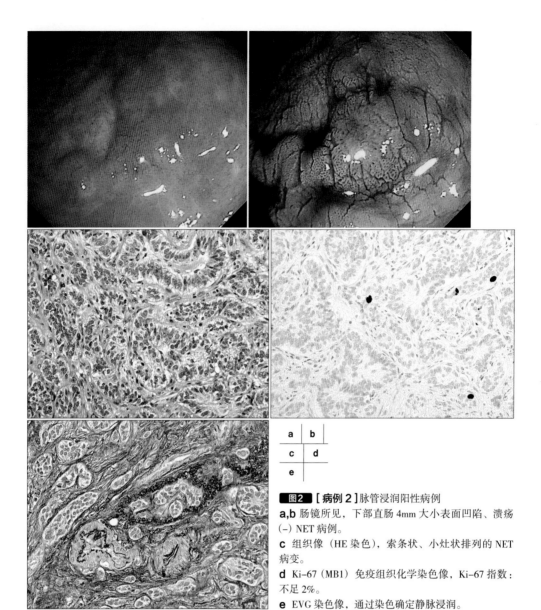

	a	b	
	c	d	
	e		

图2 [病例2]脉管浸润阳性病例

a,b 肠镜所见，下部直肠 4mm 大小表面凹陷、溃疡（–）NET 病例。

c 组织像（HE 染色），索条状、小灶状排列的 NET 病变。

d Ki-67（MB1）免疫组织化学染色像，Ki-67 指数：不足 2%。

e EVG 染色像，通过染色确定静脉浸润。

表4 探讨③ 内镜治疗手段不同的效果比较

	息肉电切/EMR (*n* = 4)	ESMR-L (*n* = 139)	EMR-C (*n* = 7)	ESD (*n* = 9)
肿瘤直径平均值	4.0mm（3~6mm）	4.0mm（1.5~11mm）	4.0mm（1.6~8mm）	11.0mm（8~13mm）
完整切除	100%（4/4）	98.6%（137/139）	100%（7/7）	100%（9/9）
R0 切除	75%（3/4）	97.1%（135/139）	100%（7/7）	77.8%（7/9）
并发症：迟发出血	0（0/4）	1.4%（2/139）	0（0/7）	11.1%（1/9）
并发症：穿孔	0（0/4）	0（0/139）	0（0/7）	0（0/9）

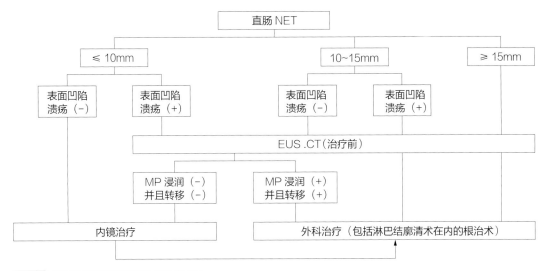

图3 作者所在医院直肠 NET 的治疗方针

计数）等与肿瘤转移相关的因素都是需要考虑的很重要的因素[4-6]，实际上在作者所在医院，在这些相关因素中，我们在治疗前会综合分析肿瘤直径、深度、表面是否有凹陷或溃疡等因素来决定治疗方针（**图3**）。在作者所在医院，小于10mm、表面没有凹陷或溃疡的病变，无需超声内镜检查（endoscopic ultrasonography，EUS），在门诊行内镜治疗。大于15mm的病变转移的风险高，是进行淋巴结廓清术的根治性外科手术的适应证。而大小在 10～15mm 的病变的治疗方针虽然没有共识意见，但在作者所在医院一部分作为内镜治疗的适应证给予内镜切除。

此次，在探讨①中评价的长期随访的病例中，还有 10mm 以上的病变 8 个（最大 13mm），内镜治疗后随访观察期间（平均 71.7 个月，范围 40.4～124.7 个月）没有 1 例复发或转移，因此，只要选择合适的病例，即使这种尺寸的病变，也可以通过内镜治疗来处理。但是，病例数还很少，还需要更长时间的随访观察，这点有必要在今后的工作中继续探讨。另外，表明凹陷或溃疡的病变的处理，还没有确切的证据显示其与转移风险相关，因此，今后还需要进一步探讨。

2. 直肠 NET 内镜治疗方法的选择

对于直肠 NET 的治疗手段有很多选择，目前的实际情况是不同的医疗机构有不同的治疗手段。

作者所在医院在 1999 年以前大多采用 EMR 或息肉电切的方法切除直肠 NET，但是 1999 年以后，原则上对所有的病变要选用 ESMR-L 的治疗方法[7, 8]（**图1**）。作者所在医院 1999 年之前施行的普通 EMR 或息肉电切术治疗的病例，已有报道切缘阴性率是 57%[7]（14 例中有 8 例），但本文的探讨③中显示 ESMR-L 的切缘阴性率是 97.1%（139 例中 135 例阴性），可以说更加显示出 ESMR-L 的优势。ESMR-L 唯一的问题是针对直肠 NET 治疗的 ligation 器械不在医疗保险范畴，这点有望尽早改善，但因此最近作者所在医院也有选择 EMR-C 的情况。虽然 EMR-C 的病例数还很少，但是已显示了和 ESMR-L 相同的良好效果。ESMR-L、EMR-C 对于稍超过 1cm 的病变也可以处理，因此，针对 NET 的内镜治疗手段中需要 ESD 治疗的情况就有限了。

3. 直肠 NET 内镜治疗后的根治性评价

内镜治疗后根据病理诊断结果进行根治性的评价，探讨是否需要追加治疗，要注意脉管浸润及细胞增殖能力的结果说明。

首先，有关脉管浸润，既往报道脉管浸润是大肠 NET 最重要的转移危险因子[9]，如内镜治疗后确定有脉管浸润的情况推荐追加外科治疗。但是，关注既往报道对脉管浸润的病理学评价方法看，几乎全例均没有再现性高的系统评价方法。因此，此次笔者有必要明确直肠 NET 中脉管浸润的意义，在探讨①、探讨②中有详尽探讨脉管浸润的内容。在探讨①中，应用了比一般临床常用的方法敏感度更高的双重染色的方法，评价了脉管浸润，结果发现，MP 浸润（−）的小的直肠 NET G1 病变，也有惊人的接近半数的高比例病变存在脉管浸润阳性。探讨②没有进行双重染色，而是通过一般临床 D2-40 抗体和 EVG 染色进行评价，MP 浸润（−）的小的直肠 NET G1 病变，也有接近 3 成病变存在脉管浸润阳性。如果进行深切片后镜检，可能发现脉管浸润的阳性率会更高。本次探讨明确地提出了这样一个重要的疑问，那就是，对于 MP 浸润（−）的小的直肠 NET G1 病变，是否可以说脉管浸润阳性并非追加外科手术的绝对条件。探讨①中明确了的脉管浸润阳性病例长期预后良好也支持这一点。虽然如此，通过本次的探讨结果，做出针对脉管浸润的处理原则的绝对结论还很困难，今后，还需要积累更多的病例，通过更长期的随访观察进行持续的验证。

有关细胞增殖能力 Grade 分类，在探讨①中，全部病例 Ki-67 指数均未满 3% 的 NET G1 病变中，均未发现复发和转移，因此从本研究中除了能得出 NET G1 病变转移风险小、预后良好的结论外，很难再进行进一步的探讨。因此，关注一下其他医疗机构发现，最近包含外科切除病例的研究、文献，也有报道称 Ki-67 指数高于 3% 转移风险高 [10]，值得关注。但是，探讨的病例都还是随访观察时间较短的少数病例，现阶段，有关 NET G2 病变的处理，Grade 分类中边界值的合理性，还缺少充分的证据而并不明确，针对这一点，还需要慎重地对待每一例病例，积累病例数，寻找新的证据。

4. 长期随访

直肠 NET 的长期随访还缺少充分的资料，超过 6 年（平均值）的随访观察的资料中，MP 浸润（−）的直肠 NET G1 病变的内镜治疗预后良好，这是本研究所得到的重要结果。今后，还需要更多病例的长期随访，希望从预后的观点看，能在前面阐述的脉管浸润、细胞增殖能力方面能得出更重要的真知灼见。

总结

本文针对作者所在医院进行内镜治疗的直肠 NET 病例，探讨了其临床病理学特征，长期疗效等，其中，明确了脉管浸润的处理原则、Grade 分类的合理性、Ki-67 指数适宜的临界值等问题，将成为今后进一步探讨的课题。因此，为了明确还未明确的问题，我们的治疗组和全日本 60 多个医疗设施共同合作，计划开展有关大肠 NET 的多中心共同病例登记追踪研究，今后，将为了能向大家传达更重要的信息而继续努力。

参考文献

[1] Klimstra DS, Anold R, Capella C, et al. Neuroendocrine neoplasms of the colon and rectum. In Bosman FT, Carneiro F, Hruban RH, et al（eds）WHO Classification of Tumors of the Digestive System, 4th ed. Lyon, IARC, pp 174-177, 2010

[2] Sekiguchi M, Sekine S, Sakamoto T, et al. Excellent prognosis following endoscopic resection of patients with rectal neuroendocrine tumors despite the frequent presence of lymphovascular invasion. J Gastroenterol 50:1184-1189, 2015

[3] Anthony LB, Strosberg JR, Klimstra DS, et al. The NANETS consensus guidelines for the diagnosis and management of gastrointestinal neuroendocrine tumors（nets）well-differentiated nets of the distal colon and rectum. Pancreas 39:767-774, 2010

[4] Caplin M, Sundin A, Nillson O, et al. ENETS Consensus Guidelines for the management of patients with digestive neuroendocrine neoplasms : colorectal neuroendocrine neoplasms. Neuroendocrinology 95:88-97, 2012

[5] 日本消化器病学会（編）. 大腸ポリープ診療ガイドライン 2014. 南江堂, 2014

[6] Shim KN, Yang SK, Myung SJ, et al. Atypical endoscopic features of rectal carcinoids. Endoscopy 36:313-316, 2004

[7] Ono A, Fujii T, Saito Y, et al. Endoscopic submucosal resection of rectal carcinoid tumors with a ligation device. Gastrointest Endosc 57:583-587, 2003

[8] Mashimo Y, Matsuda T, Uraoka T, et al. Endoscopic submucosal resection with a ligation device is an effective and safe treatment for carcinoid tumors in the lower rectum. J Gastroenterol Hepatol 23:218-221, 2008

[9] Konishi T, Watanabe T, Kishimoto J, et al. Prognosis and risk factors of metastasis in colorectal carcinoids : results of a nationwide registry over 15 years. Gut 56:863-868, 2007

[10] Sugimoto S, Hotta K, Shimoda T, et al. The Ki-67 labeling index and lymphatic/venous permeation predict the metastatic

potential of rectal neuroendocrine tumors. Surg Endosc 30: 4239-4248, 2016

Summary

Clinicopathological Features and Long-term Outcomes of Endoscopically Resected Rectal Neuroendocrine Tumors

Masau Sekiguchi[1, 2], Shigeki Sekine[3],
Taku Sakamoto[1], Kazuya Inoki,
Hiroyuki Takamaru[1, 2], Masayoshi Yamada,
Takeshi Nakajima[1], Hirokazu Taniguchi[3],
Takahisa Matsudap[1, 2], Yutaka Saito[1]

We retrospectively examined the clinicopathological features and long-term outcomes of rectal NETs (neuroendocrine tumors) treated by ER (endoscopic resection) at National Cancer Center Hospital, Tokyo, Japan. Regarding the 90 NET lesions treated between 1997 and 2011, the median tumor size was 5mm, and all were confined to the submucosal layer. The Ki-67 index was less than 3% in all lesions ; therefore, they were classified as NET G1. Elastic-staining and double-staining immunohistochemistry revealed the presence of lymphatic and venous invasion in 23 (25.6%) and 35 lesions (36.7%), respectively. Collectively, lymphovascular invasion was identified in 42 lesions (46.7%). All cases were followed up without additional surgery, and no metastasis or recurrence was detected during the median follow-up period of 76.1 months. These favorable long-term outcomes indicate the usefulness of ER. The finding of highly prevalent lymphovascular invasion in small rectal NET G1 lesions raises a question regarding the significance of lymphovascular invasion as a risk factor for metastasis of such lesions.

[1] Endoscopy Division, National Cancer Center Hospital, Tokyo
[2] Cancer Screening Center, National Cancer Center Hospital, Tokyo
[3] Pathology Division, National Cancer Center Hospital, Tokyo

会议纪要

消化道内分泌瘤诊治指南解读

长谷川 杰[1]

吉田 阳一郎

吉村 文博

米良 利之

佐藤 启介

山名 一平

小岛 大望

爱洲 尚哉

盐饱 洋生

山下 兼史

摘要●对 2015 年发行的胰腺、消化道神经内分泌瘤（NET）诊治指南第 1 版的消化道相关内容进行了概括总结。本指南是为了一般临床医生根据最新知识对 NET 患者进行诊治而编写的。NET 是少见病，缺乏循证医学证据，推荐意见的决定包含在参考国外指南的基础上，由日本专业医生经过讨论后按照多数人意见所决定的。此外，本文也记载了日本还未承认的国际标准诊治指南。今后，还需要进一步进行有关病理学分类、诊断及治疗方面的研究和积累证据，期待形成更加成熟的规范。

关键词　神经内分泌瘤　消化道　指南

[1] 福冈大学医学部消化外科 〒 814-0180 福冈市城南区七委 7 道街 45-1
E-mail：shase@fukuoka-u.ac.jp

前言

神经内分泌瘤（neuroendocrine tumor，NET）主要发生于消化道和胰腺，发病率为每年 3 ~ 5 例 /10 万人，是比较少见的肿瘤。NET 既往被称为类癌，2010 年 WHO 根据 NET 的分化程度和肿瘤细胞的增殖能力制订了病理学 Grade 分类[1]，推荐根据这个分类进行规范诊治。本文将 2015 年刊发的胰腺·消化道神经内分泌瘤诊治指南（GL）[2] 的内容中有关消化道的部分进行了提炼解说。本 GL 是为了一般临床医生根据最新知识对 NET 患者进行诊治而编写的。虽然将直至 2011 年的学术论文作为研究对象，但是因为是少见疾病，证据等级高的研究很少。指南包含了参考国外指南的基础上，由日本专业医生经过讨论后按照多数人意见所制定的内容。

为了便于阅读理解，与实际 GL 的项目顺序做了若干调整，另外，由于版面原因，省略了有关伴有多发性内分泌肿瘤症状 I 型的 NET 的相关内容。

消化道 NET 的诊断

消化道 NET 的内镜特点是黏膜下肿瘤（submucosal tumor，SMT）样隆起，呈现黄色的情况较多。肿瘤增大后常伴有中心凹陷或溃疡形成。内镜所见怀疑 NET 的病变推荐进行活检。虽然是 SMT，由于是从黏膜深层起源的，因此通常的活检方法的确诊率也比较高。如果活检结果阴性，推荐在超声内镜（endoscopic ultrasonography，EUS）引导下活检，或者通过内镜切除进行诊断性治疗。据报道，通过活检标本对于确定胰腺 NET 的恶性程度以及预后是有用的，但是消化道 NET 并无相关报道。为了确定治疗方针，推荐通过 EUS 检查进行深度判断。

转移病灶的检查除了 CT、MRI 外，还可以加上 GL 发表时还不是保险范围的醋酸 PET（positron emission tomography）扫描，现在它已经适用于医保。

消化道 NET 的外科治疗

推荐通过内镜或者外科切除的手段治疗没有远隔转移的 NET，虽然根据原发部位不同治疗方法的选择会稍有不同，但总的原则是肿瘤直径小于 1cm，没有固有肌层浸润和淋巴结转移的 NET 是内镜治疗适应证。如有病理组织学证实脉管浸润、肌层浸润或是切缘阳性的病例，是追加外科手术的适应证。

1. 不同脏器 NET 的不同治疗方法

1）胃

根据 Rindi 分类 [3] 确定治疗方针，伴有高胃泌素血症的 Rindi Ⅰ、Ⅱ型 NET 直径小于 1cm，没有肌层浸润及淋巴结转移的病例，肿瘤个数在 5 个以下的是适合内镜切除的。不是内镜治疗的适应证或者病理学上存在以上危险因素的病例推荐胃切除手术。也有报道称Ⅰ型病例肿瘤直径在 1~2cm 的也是内镜切除的适应证，这是今后继续探讨的课题。Ⅲ型病例恶性程度高，如果没有远隔转移，推荐胃切除加淋巴结廓清术。

2）十二指肠

这个部位的 NET 在日本占消化道 NET 的 16.7%[4]，大多是非功能性、散发的高分化型病变，如前所诉是内镜治疗适应证，但是十二指肠肠壁较薄，还缺乏更多的证据。如需手术治疗推荐同时进行淋巴结廓清术。功能性 NET 大部分是胃泌素瘤，淋巴结转移率高，因此建议淋巴结廓清术。

3）小肠

与欧美相比，日本的小肠 NET 发生率很低，小肠 NET 淋巴结转移的风险非常高，据报道，直径小于 0.5cm 的病变也有 17.2% 发生转移 [5]。因此如果能根治性切除，还是推荐小肠切除加肠系膜淋巴结廓清术治疗。因为小肠 NET 有肠管内多发倾向，因此建议全小肠检查 [6]。

4）阑尾

阑尾 NET 不能通过内镜治疗，因此都是手术适应证。肿瘤直径小于 2cm 且局限于阑尾的病例推荐阑尾切除，肿瘤直径超过 2cm，或者肿瘤直径为 1~2cm 但是存在阑尾壁或者阑尾系膜浸润、阑尾根部进展、淋巴结浸润或者淋巴结转移的病理，或者根据组织类型及 Ki-67 指数是追加手术的适应证，推荐包括淋巴结廓清的根治术。

5）结肠

好发于盲肠，占消化道 NET 的 2.1%[4]，发生率较低。因为无明显症状，因此多数在肿瘤较大的时候才被发现。满足上述条件的适合内镜治疗，但是不适合内镜治疗的病例推荐淋巴结廓清的肠管切除术。

6）直肠

直肠 NET 占消化道 NET 的 56%，是发生频率最高的部位 [4]，大多发生于下段直肠。满足上述条件的病例是内镜治疗适应证，但是因为肿瘤多数情况有黏膜下层浸润，因此，普通的息肉电切术、EMR（endoscopic mucosal resection）出现切缘阳性的可能性大，因此推荐吸引法 EMR 或者 ESD（endoscopic submucosal dissection）等方法。肿瘤直径大于 1cm 的病变淋巴结转移率高达 32.4%[5]，因此推荐行淋巴结廓清的直肠切除术。

2. 术后随诊

推荐定期进行肿瘤系列及影像学检查，功能性肿瘤的病例，激素测定等检查是有用的 [7]。此外，无论任何种类的 NET，血中嗜铬粒蛋白 A 测定和 NEC（neuroencocrine carcinoma）中，指南记载了血中 NSE（neuron specific enolase）测定是有用的。另外，长期随访后也有复发的病例，因此推荐长达 10 年的随访观察期。

3. 进展复发 NET 的外科治疗

即使是伴有转移的 NET，只要可以 R0 切除还是推荐手术。虽然还缺乏有关复发型 NET 的手术适应证的证据，但是只要可以 R0 切除，还是推荐手术。此外，功能性肿瘤的病例，存在激素分泌过剩所导致的症状，因此也推荐 90% 以上的肿瘤减量手术 [8]。

消化道 NET 的内科治疗

1. 针对内分泌症状的药物治疗

功能性 NET 的内分泌症状的治疗推荐生长抑素类似物及其他的药物治疗。根据过剩分泌激素的种类给予对症的药物治疗，特别是压力诱发的类癌危象推荐静脉输注血浆制剂和生长抑素类似物治疗 [7]。此外，推荐预计手术的、伴有类癌综合征的患者术前给予生长抑素类似物治疗 [7]。

2. 针对神经内分泌瘤的抗肿瘤药

针对消化道 NET 推荐给予生长抑素类似物。GL 虽然没有记载，但是最近针对非功能性进展期 NET 应用依维莫司是有效的，而且在日本也纳入了医保 [9]。全身化疗药物链脲霉素已经纳入医保，虽然联合应用氟尿嘧啶（5-fluorouracil，5-FU）也并不一定能提高有效率，但是没有其他选择的情况下可以推荐联合应用。

消化道 NEC（G3）是预后极差的病变，推荐按照小细胞肺癌的治疗标准进行处理，一般联合应用顺铂和盐酸伊立替康、顺铂和依托泊苷等药物。目前作为 JCOG1213 的两个比较试验正在进行。NEC 的化疗敏感性比较高，也有少数病例能够治愈，恶化后的进展很快预后不良。

3. 术后辅助治疗

NET 的 R0 切除预后良好，不推荐术后辅助治疗。NEC 恶性程度高，推荐按照小细胞肺癌标准，以顺铂为基础药物进行术后辅助治疗。此外，国外 GL 中指出，由于直肠 NEC 的局部复发率高，虽然缺乏证据，但是也推荐术后辅助放疗。

消化道 NET 的放疗

没有有关推荐针对原发病灶的外照射治疗的证据。推荐为了缓解骨转移的症状的外照射，以及骨阳性的患者应用 ^{89}Sr 进行内照射。NET 生长抑素受体发现率很高，开发了放射性同位素标记的生长抑素类似物等药物治疗。国外的临床实验已经有了较好的成果，但是日本由于放射线法

规的限制，目前还未被使用。

总结

本 GL 发行后也开发了许多新的诊断、治疗方法，而且一部分已经被纳入医保。日本也开始了 NET 的大规模悉皆登记研究（UMIN000016380）为首的多项临床研究，今后希望积攒更多的有关 NET 的基础、临床两方面的证据，期待 GL 也有更好的更新。

参考文献

[1] Bosman FT, Carneiro F, Hruban RH, et al. WHO Classification of Tumours of the Digestive System. IARC Press, Lyon, 2010
[2] 日本神经内分泌肿瘤研究会(编). 膵·消化管神经内分泌肿瘤(NET)诊疗ガイドライン, 第1版. 金原出版, 2015
[3] Rindi G, Luinetti O, Cornaggia M, et al. Three subtypes of gastric argyrophil carcinoid and the gastric neuroendocrine carcinoma : a clinicopathologic study. Gastroenterology 104:994-1006, 1993
[4] Ito T, Sasano H, Tanaka M, et al. Epidemiological study of gastroenteropancreatic neuroendocrine tumors in Japan. J Gastroenterol 45:234-243, 2010
[5] Soga J. Early-stage carcinoids of the gastrointestinal tract : an analysis of 1,914 reported cases. Cancer 103:1587-1595, 2005
[6] Boudreaux JP, Klimstra DS, Hassan MM, et al. The NANETS consensus guideline for the diagnosis and management of neuroendocrine tumors : well-differentiated neuroendocrine tumors of the jejunum, ileum, appendix, and cecum. Pancreas 39:753-766, 2010
[7] Oberg K, Kvols L, Caplin M, et al. Consensus report on the use of somatostatin analogs for the management of neuroendocrine tumors of the gastroenteropancreatic system. Ann Oncol 15:966-973, 2004
[8] Clark OH, Benson AB 3rd, Berlin JD, et al. NCCN Clinical Practice Guidelines in Oncology : neuroendocrine tumors. J Natl Compr Canc Netw 7:712-747, 2009
[9] Yao JC, Fazio N, Singh S, et al. Everolimus for the treatment of advanced, non-functional neuroendocrine tumours of the lung or gastrointestinal tract (RADIANT-4): a randomized, placebo-controlled, phase 3 study. Lancet 387:968-977, 2016

Summary

Explanation of Clinical Practice Guidelines for Gastrointestinal Neuroendocrine Tumors

Suguru Hasegawa[1], Yoichiro Yoshida,
Fumihiro Yoshimura, Toshiyuki Mera,
Keisuke Sato, Ippei Yamana,
Daibo Kojima, Naoya Aisu,
Hironari Shiwaku, Kanefumi Yamashita

The Treatment Guidelines for Pancreato-intestinal NETs (neuroendocrine tumors) in Japan were summarized, focusing on the diagnosis and management of gastrointestinal NETs. The purpose of these guidelines is to provide clinicians with the latest information about the diagnosis and management of NETs. Because of a paucity of evidence, some of the recommendations were determined on the basis of expert opinion. It is expected that these guidelines will be updated soon with the accumulation of evidence in this area.

[1] Department of Gastroenterological Surgery, Fukuoka University, Fukuoka, Japan

会议纪要   消化道内分泌细胞瘤研究新进展

大肠神经内分泌瘤的问卷调查结果

——以第 80 届大肠癌研讨会问卷调查为中心

小岛 基宽[1]

池田 公治[2]

栅山 尚纪

河野 真吾[3]

合志 健一[4]

齐藤 典男[2]

伊藤 雅昭

渡边 聪明[5]

杉原 健一[6]

落合 淳志[1]

摘要●临床病理检查过程分为分析前期（reanalytic phase，标本的固定及处理等），分析期（analytic phase，检查方法、分类等）和分析后期（post analytic phase，检查报告等），为了避免不同医疗机构间存在差异，有必要将上述过程统一规范化。笔者调查了第 80 届大肠癌研讨会上以问卷调查为中心的日本病理检查科室相关过程的现状，探讨大肠神经内分泌瘤的流行病学和直肠类癌的淋巴结转移危险因素，通过这些资料的提示，探讨今后在神经内分泌瘤的病理诊断方面达到理想的组织标本固定方法、内容评价和分类，并选择合适的治疗手段。

关键词 大肠神经内分泌瘤 病理诊断 淋巴结转移危险因素 NET

[1] 国立がん研究センター先端医療開発センター臨床腫瘍病理分野
〒277-8577 柏市柏の葉 6 丁目 5-1　E-mail：mokojima@east.ncc.go.jp
[2] 国立がん研究センター東病院大腸骨盤外科
[3] 順天堂大学医学部附属順天堂病院大腸・肛門外科
[4] 久留米大学医学部外科学講座
[5] 東京大学腫瘍外科・血管外科
[6] 東京医科歯科大学大腸・肛門外科

前言

神经内分泌瘤最初叫作类癌（Karzinoide Tumoren），是在 1907 年作为良性肿瘤提出的[1]，后来由于报道了有转移特性的恶性病例，认为有必要对其恶性程度进行分类，2000 年以 NET（neuroendocrine tumor）为名进行了分类。当时归纳了组织类型和病变深度等相当于分期的内容，进行了组织学分类，2010 年又修订了这一分类，根据组织学特点和核分裂象、Ki-67 增殖指数将其分类为 NET G1、NET G2、NET G3/NEC（neuroendocrine carcinoma），伴有腺癌的病例分类为 MANEC（mixed adenoendocrine carcinoma）[2, 3]，由于上述修订，在日本，对于同

一种疾病，病理报告时出现了依据大肠癌处理规约称为类癌和依据 WHO 分类称为 NET 的两种不同名称，并且，由于在 WHO 分类中强调 Ki-67 增殖指数在病理诊断方面的重要性，各医疗机构间免疫组化染色结果容易出现差异的问题浮出水面。临床检查过程（包括病理），分为分析前期（reanalytic phase，标本的固定及处理等），分析期（analytic phase，检查方法、分类等）和分析后期（post analytic phase，检查报告等），现在有必要将这些过程统一规范化。

本项目受日本国立癌研究中心的研究经费资助，对日本的病理检查科室分析前期的现状做以调查并报告其影响[4, 5]，其次，通过第 80 届大肠癌研讨会进行的大肠神经内分泌瘤的问卷

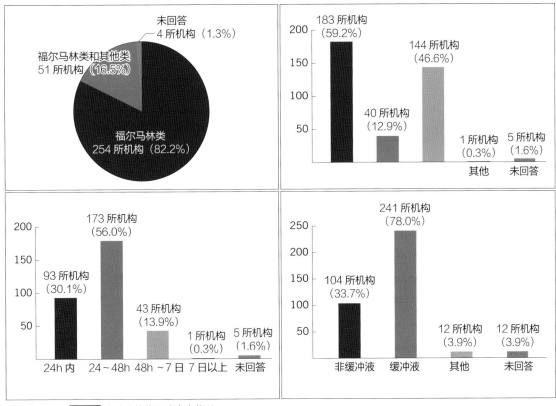

图1 癌诊疗协作医院常态状况

a 各医疗机构使用的固定液。各机构使用的固定液多为福尔马林类，一部分医疗机构对肾脏等采用 Bouin's 液。

b 各医疗机构使用的固定液浓度（有的回答使用多种）。使用福尔马林固定液的浓度 10% ~ 20% 不等。

c 各医疗机构的固定时间（有的回答使用不同时间）。几乎所有机构固定时间都在 7 日以内，具体不一。

d 各医疗机构使用福尔马林的种类（有的回答使用多种）。福尔马林种类方面，多数机构使用中性缓冲福尔马林溶液，不过使用非中性缓冲福尔马林溶液的机构也不在少数。

调查结果，报告日本大肠神经内分泌瘤的病理诊断现状，并通过直肠神经内分泌瘤的淋巴结转移预测因素，提出淋巴结转移有关危险信息，为选择内镜治疗适应证提供依据[6, 7]。

日本分析前期和分析期的现状及其影响

1. 分析前期现状（图1）

日本病理专业医生 1.7 人 /10 万人，是美国的 1/5，实际上医生最低需要 3.77 倍现有人数。日本病理专业医生数量的不足显而易见，在这种现状下，使病理分析前期过程统一规范化，提升容易产生差别的各医疗机构的整体病理诊断水平势在必行。作者受日本国立癌研究中心的研究经费资助，对 397 所癌诊疗协作医院进行了关于劳动环境的问卷调查，与此同时也对与分析前期现状有关的项目进行了调查，并将其内容提出进行研究（共 309 所医疗机构）。关于标本固定液，几乎所有的医疗机构都是使用福尔马林，一部分医疗机构对肾脏等脏器同时采用 Bouin's 等固定液（**图 1a**），福尔马林使用浓度为 10% ~ 20%，但不同医疗机构有所不同（**图 1b**）。关于标本固定时间，大部分机构在 48h 以内，但也有超过这一时间的（**图 1c**）。关于缓冲液，大多数机构使用中性缓冲福尔马林溶液，但也有不少的机构使用非中性福尔马林缓冲液（**图 1d**）。

2. 分析前期的影响（图2）

以下这一研究提示了不同的分析前期对正常大肠组织检查结果的影响[7]，其中包括 Ki-67 增殖指数。缓冲液福尔马林大致为中性，用于组

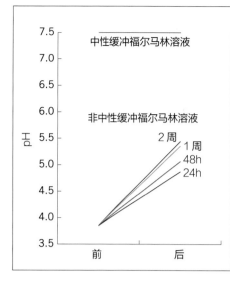

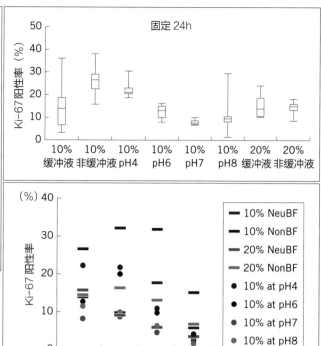

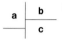

图2 固定方法对 Ki-67 的影响

a 固定后的 pH 变化。中性缓冲福尔马林溶液在固定前后 pH 稳定在 7.5 左右，非中性缓冲福尔马林溶液在固定前 pH 为 4.0 左右的酸性，固定后 2 周以内会变到 5.5 左右。

b 受福尔马林 pH 值影响。如果使用不同的福尔马林固定正常大肠黏膜 24h，Ki-67 增殖指数明显不同。浓度 10% 和 20% 区别不大，酸性 pH 下 Ki-67 增殖指数升高。因此，为使各医疗机构间 Ki-67 检测结果不出现差异，有必要统一使用中性缓冲福尔马林溶液固定。

c 受固定时间影响不同。图示固定时间对 Ki-67 增殖指数的影响。结果表明：无论什么方法固定，如果时间超过 1 周，其增殖指数都会下降。因此，必须要求使用中性缓冲福尔马林溶液固定，并且时间为 1 周以内，这样才能达到各医疗机构间评价 Ki-67 增殖指数无差异。

Neu BF：中性缓冲福尔马林（neutral buffered formalin）；Non BF：非中性缓冲福尔马林（non neutral buffered formalin）

织固定时 pH 不发生变化，而非缓冲液福尔马林 pH4.0 左右，固定组织时 pH 向中性方向变化（**图 2a**）。另外，比较不同 pH 福尔马林固定后 Ki-67 增殖指数的结果显示，用酸性缓冲液固定后表达水平升高（**图 2b**）。如果不使用中性缓冲福尔马林溶液固定，由于受 pH 影响，各不同医疗机构的诊断结果可能会出现差异。另外，如果固定时间超过 1 周，Ki-67 增殖指数会下降（**图 2c**）。

3. 分析期的现状（图 3）

关于分析期的现状，在第 80 届大肠癌研讨会问卷调查中分析了 144 家医疗机构状况。在病理诊断方面，多数医疗机构采用 WHO 分类和大

肠癌处理规约两种分类方法同时记载，也有的机构只采用其中一种分类方法（**图 3a**）。多数医疗机构病理诊断报告上记载病理组织诊断名称、病变深度、大小、脉管浸润、Ki-67 增殖指数及核分裂象（**图 3b**）。在病理诊断和脉管浸润评价方面常规进行免疫组化染色和特殊染色（**图 3c，d**）。在 Ki-67 增殖指数及评价核分裂象所采用的标准方面，只有少数机构采用 WHO 推荐的 Ki-67 增殖指数以 500 ~ 2000 个细胞为准，核分裂象以 50 个视野为标准（**图 3e，f**）。WHO 推荐的评价标准需要达到 18.0 ~ 27.3 分，这在实用性方面存在问题。

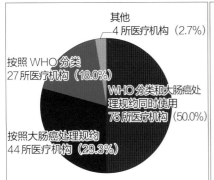

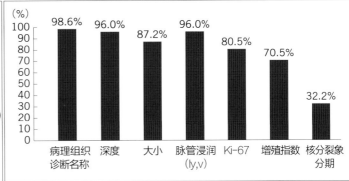

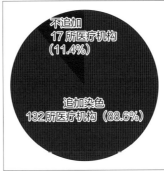

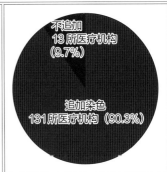

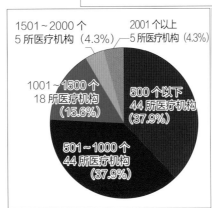

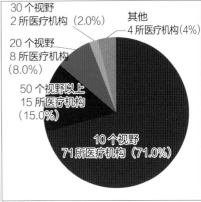

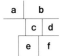

图3 大肠神经内分泌瘤的病理评价和病理诊断报告内容

a 神经内分泌瘤诊断名称。在大肠神经内分泌瘤的病理诊断报告中，大多数医疗机构同时写着大肠癌处理规约里的诊断名称（类癌或内分泌细胞癌）和 WHO 2010 分类的诊断名称（NET G1、NET G2、NET G3/NEC），也有单独记录其中一种名称的。出现了同一种肿瘤由于机构不同报告名称也不同的情况。

b 病理报告中记载的内容。多数医疗机构在大肠神经内分泌瘤的诊断报告中记录有病理组织诊断名称、病变深度、大小、脉管浸润、Ki-67 增殖指数及核分裂象。Stage 分类评分 ≤ 32.2%，多数机构按照大肠癌处理规约进行报告。

c，d 诊断神经内分泌瘤追加的染色（**c**）和判断脉管浸润追加的染色（**d**）。多数医疗结构在诊断神经内分泌瘤时做免疫染色，常使用 CD56、CgA、Syp 和 Ki-67。对于判定脉管浸润多数机构也会追加染色，判定淋巴管浸润时常使用 D2-40 或 EVG（elasticavan gieson）。

e 评价 Ki-67 增殖指数时的细胞计数。评价 Ki-67 增殖指数时，多数医疗机构采用 500 个以下细胞计数判定，大多数机构没有达到 WHO 推荐的 500~2000 个细胞计数。

f 评价核分裂象的视野数。多数医疗机构评价核分裂象采用 10 个高倍视野判定，按照 WHO 推荐的 50 个视野的标准来判定的机构只在少数。

表1 第80届大肠癌研讨会问卷调查收集的大肠神经内分泌瘤

		直肠神经内分泌瘤	结肠神经内分泌瘤	阑尾神经内分泌瘤	*P* 值		
					直肠 vs 结肠	直肠 vs 阑尾	结肠 vs 阑尾
病例数	760	718 (94.5%)	30 (3.9%)	12 (1.6%)			
平均年龄 ± 标准差	(58.7±12.8) 岁	(58.6±12.4) 岁	(68.6±11.7) 岁	(44.7±22.6) 岁	< 0.01	< 0.01	< 0.01
性别							
男性	461 (60.7%)	435 (60.6%)	20 (66.7%)	6 (50.0%)	*n.s.*	*n.s.*	*n.s.*
女性	299 (39.3%)	283 (39.4%)	10 (33.3%)	6 (50.0%)			
WHO 2010 分类							
NET G1	668 (87.9%)	656 (91.4%)	9 (30.0%)	3 (25.0%)	< 0.01	< 0.01	*n.s.*
NET G2	47 (6.2%)	44 (6.1%)	1 (3.3%)	2 (16.7%)			
NET G3/NEC	35 (4.6%)	14 (1.9%)	14 (46.7%)	7 (58.3%)			
MANEC	10 (1.3%)	4 (0.6%)	6 (20.0%)	0 (0%)			
切除方法							
外科	292 (38.4%)	251 (35.0%)	29 (96.7%)	12 (100%)	< 0.01	< 0.01	*n.s.*
内镜	468 (61.6%)	467 (65.0%)	1 (3.3%)	0 (0%)			
肿瘤直径							
< 10mm	497 (65.4%)	490 (68.2%)	4 (13.3%)	3 (25.0%)	< 0.01	< 0.01	*n.s.*
≥ 10mm, < 20mm	180 (23.7%)	176 (24.5%)	3 (10.0%)	1 (8.3%)			
≥ 20mm	83 (10.9%)	52 (7.2%)	23 (76.7%)	8 (66.7%)			
深度							
M	32 (4.2%)	32 (4.5%)	0 (0%)	0 (0%)	< 0.01	< 0.01	*n.s.*
SM	625 (82.2%)	620 (86.4%)	4 (13.3%)	1 (8.3%)			
MP	42 (5.5%)	39 (5.4%)	2 (6.7%)	1 (8.3%)			
SS, A	38 (5.0%)	21 (2.9%)	9 (30.0%)	8 (66.7%)			
SI, AI	23 (3.0%)	6 (0.8%)	15 (50.0%)	2 (16.7%)			
淋巴管侵犯							
无	624 (82.1%)	607 (84.5%)	9 (30.0%)	8 (66.7%)	< 0.01	*n.s.*	*n.s.*
有	136 (17.9%)	111 (15.5%)	21 (70.0%)	4 (33.3%)			
静脉侵犯							
无	587 (77.2%)	572 (79.7%)	7 (23.3%)	8 (66.7%)	< 0.01	*n.s.*	< 0.01
有	173 (22.8%)	146 (20.3%)	23 (76.7%)	4 (33.3%)			
淋巴结转移							
无 (外科切除病例中)	184 (63.0%)	166 (66.1%)	8 (27.6%)	10 (83.3%)	< 0.01	*n.s.*	< 0.01
有 (外科切除病例中)	108 (37.0%)	85 (33.9%)	21 (72.4%)	2 (16.7%)			

日本大肠神经内分泌瘤 90% 以上原发于直肠，直肠原发频率高被认为是亚洲人的发病特点。神经内分泌瘤根据原发情况，在年龄、组织类型、病变大小和深度方面具有差异。

NET: 神经内分泌瘤 (neuroendocrine tumor)；MANEC: 混合性腺神经内分泌癌 (mixed adenoendocrine carcinoma)；*n.s.*: 无记录 (not significant)

〔Kojima M, et al. Neuroendocrine tumors of the large intestine: clinicopathological features and predictive factors of lymph node metastasis. Front Oncol 6: 173, 2016 を改編〕

大肠神经内分泌瘤的流行病学调查以及关于直肠NET淋巴结转移危险因素的探讨

在第 80 届大肠癌研讨会的问卷调查中，关于大肠神经内分泌瘤的流行病学调查里也讨论了直肠 NET 淋巴结转移的危险因素。大肠神经内分泌瘤 90% 以上位于直肠下部，其中多数为 NET G1。并且原发部位不同，发病年龄和组织学特点也不同（**表1**）。关于直肠 NET 的淋巴结转移预测危险因素，脉管浸润为独立的危险因素，WHO 分类的 NET G2 比 NET G1 淋巴结转移比例多，但不是独立危险因素（**表2**）。另外，10mm 以下的小肿瘤也可见到淋巴结转移，而这当中几乎都有血管浸润（**表3**）。对于内镜切除的直肠 NET 标本，不仅要判定病变大小和深度，

表2 根据直肠 NET G1、NET G2 切除标本分析淋巴结转移预测因素

	淋巴结转移		P 值	
	阳性（70 例）	阴性（163 例）	单因素分析	多因素分析
平均年龄 ± 标准差	（56.3±11.3）岁	（58.3±12.2）岁	n.s.	
性别				
男性	39	94	n.s.	
女性	31	69		
部位				
直肠上部	7	30	n.s.	
直肠下部	63	133		
WHO 2010 分类				
NET G1	54	147	＜0.01	0.89
NET G2	16	16		
肿瘤平均直径 ± 标准差	（16.6±9.9）mm	（11.3±13.3）mm	＜0.01	0.08
深度				
M，SM	45	144	＜0.01	0.05
MP 以下	25	19		
核分裂象（/10 个高倍视野）				
＜2	58	154	＜0.01	
≥2，≤20	12	9		
Ki-67 增殖指数（%）				
≤2	16	15	＜0.01	
＞2，≤20	54	148		
淋巴管浸润				
无	32	133	＜0.01	＜0.01
有	38	30		
静脉浸润				
无	28	121	＜0.01	＜0.01
有	42	42		

选择经内镜或外科手术容易局部切除的直肠 NET G1 和 NET G2 病变，探讨其淋巴结转移预测因素。$P < 0.01$ 为有统计学差异，按照 WHO 2010 分类，单变量分析中肿瘤直径、深度、核分裂象、Ki-67 增殖指数、淋巴管浸润和静脉浸润与淋巴结转移有关。多变量分析中，淋巴管浸润和静脉浸润为独立的危险因素。

NET：神经内分泌瘤（neuroendocrine tumor）；n.s.：无记录（not significant）

〔Kojima M, et al. Neuroendocrine tumors of the large intestine：clinicopathological features and predictive factors of lymph node metastasis. Front Oncol　6：173, 2016 を改編〕

表3 10mm 以下伴淋巴结转移的直肠 NET G1 和 NET G2

病例编号	年龄（岁）	性别	肿瘤直径（mm）	深度	淋巴管浸润	静脉浸润	WHO 2010 分类
1	71	男	8	SM	＋	＋	NET G1
2	49	女	6	SM	－	＋	NET G1
3	50	男	6	SM	－	＋	NET G1
4	61	男	8	SM	＋	＋	NET G1
5	62	女	8	SM	－	＋	NET G1
6	42	女	8	SM	＋	－	NET G1
7	63	男	4	SM	－	＋	NET G1
8	60	男	8	SM	－	－	NET G1
9	56	女	9	SM	＋	－	NET G1

切除的 98 例 10mm 以下 NET G1 和 NET G2 病例中，9 例伴淋巴结转移（9.2%），均为 NET G1 病例。除 1 例以外其他均为脉管浸润阳性。因此，The North American Neuroendocrine Tumor Society (NANETS) 提出，即使是对于推荐行内镜切除治疗的 10mm 以下的病例，也要意识到会存在淋巴结转移阳性的可能。对于预测淋巴结转移，脉管浸润因素非常重要。

〔Kojima M, et al. Neuroendocrine tumors of the large intestine：clinicopathological features and predictive factors of lymph node metastasis. Front Oncol　6：173, 2016 を改編〕

还要根据血管浸润等因素综合评价。

总结

　　本文报告了神经内分泌瘤的病理检查现状、流行病学及淋巴结转移的相关内容。近些年来医学越来越专科化、复杂化，我们将病理评价方法和流行病学相关信息整合到一起与大家共享，如果对日常诊疗工作能有所帮助，我们将倍感欣慰。

致谢

　　在此, 对于本次问卷调查收集整理工作中给予帮助的福田幸子（日本国立癌研究中心先进医疗开发中心临床肿瘤部门）表示由衷感谢。本文的部分内容是第80届大肠癌研讨会的环节内容。另外, 本文的部分内容受日本国立癌研究中心的研究经费资助（26–A–7, 19）。

参考文献

[1] Oberndorfer S. Karzinoide Tumoren des Dünndarms. Frankfurter Zeitschrift für Pathologie 1:426-432, 1907

[2] Solcia E, Klöppel G, Sobin LH. Histological Typing of Neuroendocrine Tumours. Springer-Verlag, New York, pp 7-13, 2000

[3] Bosman FT, Carneiro F, Hruban RH, et al (eds.) WHO Classification of Tumors of the Digestive System, 4th. IARC, Lyon, pp 13-14, 2010

[4] 福田幸子, 小嶋基寛, 落合淳志. 本邦における病理診断体制のあり方に関する研究—がん診療連携拠点病院の病理医における労働環境の現状調査. 診断病理 33:43-60, 2016

[5] Sato M, Kojima M, Nagatsuma AK, et al. Optimal fixation for total preanalytic phase evaluation in pathology laboratories：A comprehensive study including immunohistochemistry, DNA, and mRNA assays. Pathol Int 64:209-216, 2014

[6] Ikeda K, Kojima M, Saito N, et al. Current status of histopathological assessment, diagnosis, and reporting of colorectal neuroendocrine tumors：a web survey from the Japanese Society for Cancer of Colon and Rectum. Pathol Int 66:64-101, 2016

[7] Kojima M, Ikeda K, Saito N, et al. Neuroendocrine tumors of the large intestine：clinicopathological features and predictive factors of lymph node metastasis. Front Oncol 6:173, 2016

Summary

Neuroendocrine Tumor of the Large Intestine
—A Multicentric Survey Data

Motohiro Kojima[1], Koji Ikeda[2],
Naoki Sakuyama, Shingo Kawano[3],
Kenichi Goshi[4], Norio Saito[2],
Masaaki Ito, Toshiaki Watanabe[5],
Kenichi Sugihara[6], Atsushi Ochiai[1]

In this study, we aimed to assess the current pathological diagnostic status and epidemiology of colorectal NET（neuroendocrine tumor）in Japan. We distributed a questionnaire to Japanese pathological laboratories to comprehensively assess the current status of the pre-analytic to postanalytic phase in these laboratories. We then re-evaluated 760 colorectal NETs in these institutions using WHO 2010 classification to assess risk factors of lymph node metastasis. We summarized the available comprehensive and basic information to determine the optimal diagnostic system for colorectal NET. Most institutions used formalin for fixation, but nonbuffered formalin was also used in 32.7% of them. The fixation time was also variable. Most NETs in Japan were diagnosed using routine immunohistochemical and histochemical analyses. These were also used to assess vascular invasion. However, mitotic count and Ki-67 index were assessed using fewer cell numbers and fields than those recommended by WHO. From the data of the 760 colorectal NETs, lymph node metastases were found in nine patients with lesions smaller than 10mm, and vascular invasion was the most important predictive factor of lymph node metastasis. Our basic data will contribute to the establishment of optimal pathological diagnostic and therapeutic systems in the future.

[1] Department of Pathology, Exploratory Oncology Research & Clinical Trial Center, National Cancer Center, Kashiwa, Japan

[2] Department of Colorectal and Pelvic Surgery, National Cancer Center Hospital East, Kashiwa, Japan

[3] Department of Colorectal Surgery, Juntendo University Graduate School of Medicine, Tokyo

[4] Department of Surgery, Kurume University Hospital, Kurume, Japan

[5] Department of Surgical Oncology and Vascular Surgery, the University of Tokyo, Tokyo

[6] Department of Colorectal Surgery, Tokyo Medical and Dental University, Tokyo

直肠 NET G1 转移病例

千野 晶子[1]

齐藤 彰一

高松 学[2]

上野 雅资[3]

田颜 夫佑树[1]

井出 大资

为我井 芳郎

五十岚 正广

河内 洋[2]

山本 智理子

摘要● 60 多岁男性患者，内镜检查直肠下部见一中心部凹陷的黏膜下肿物，直径 13mm，诊断病变深度 cT1。盆腔 MRI 时侧方疑有 10mm 肿大淋巴结，行超低位前方切除并淋巴结清除术。术后诊断 NET G1，pT1，深部淋巴结和静脉浸润阳性，1 处侧旁淋巴结阳性。18 个月后 FDG-PET 检查见肺部浓聚影，根据肺 CT 和支气管镜下吸引细胞诊断结果，确定为双侧肺转移。转归：保守治疗 3 年，随访中。NET G1 远隔转移少见，考虑与初次诊断时肿瘤的大小、深度、同时性转移等病情有较大关系。

关键词　直肠神经内分泌瘤　2010 年 WHO 分类　Grade 分类　转移预测因素　肺转移

[1]がん研有明病院消化器内科，内視鏡診療部
　〒135-8550 東京都江東区有明 3 丁目 8-31　E-mail：akiko.chino@jfcr.or.jp
[2]同　病理部
[3]同　消化器外科

前言

大肠的神经内分泌瘤（neuroendocrine tumor，NET）以往一般称为类癌。类癌如果按脏器划分主要分布在肺、胰腺、消化道，2010 年 WHO 修订分类将消化道 NET 与神经内分泌癌（neuroendocrine carcinoma，NEC）区分开，根据增殖活性分期为 G1 和 G2[1]。日本在 2013 年制定了胰腺·消化道神经内分泌瘤（NET）诊疗指南第一版，但是由于消化道 NET 中 G2 期发生率很低，所以单凭分期来评价 NET 的恶性程度还不够充分，临床意义也不确切[2]。并且，说到分期，对完整切除的肿瘤标本和对活检组织标本所做的判定也有差别[3]，所以也要注意到病理诊断方法的不同。本文病例是根据手术取出的标本进行详细病理学检查做出 NET G1 诊断，依据清除的侧方淋巴结证明发生了转移。NET G1 转移复

发病例少见，本例于术后 18 个月出现双肺远隔脏器转移。本文将对作者所在医院的 8 例 NET G1 转移病例一同展开讨论。

病例

患者：60 多岁，男性。

主诉：便隐血检查阳性，无症状。

现病史：由于上述主诉，以体检为目的 2 次在他院接受肠镜检查，发现大肠多发息肉和直肠下部黏膜下肿物（submucosal tumor，SMT），为进一步检查及治疗介绍到作者所在医院。

既往史：肺气肿。

家族史：父亲胃癌。

查体：心音和呼吸音未闻及异常，腹部平软。

血液及生化所见：首次就诊时未见异常，肿瘤标志物 CEA（1.2ng/ml）和 CA19-9（21.2U/ml）

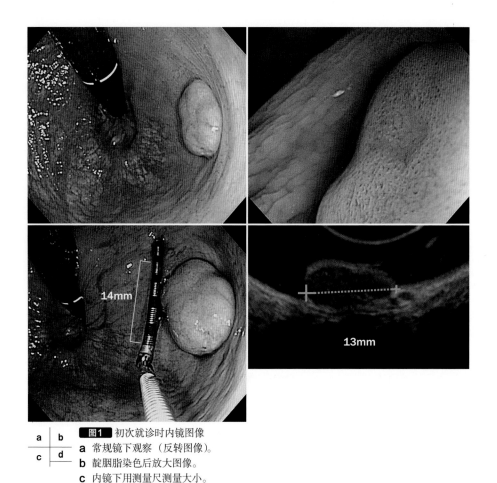

a	b
c	d

图1 初次就诊时内镜图像
a 常规镜下观察（反转图像）。
b 靛胭脂染色后放大图像。
c 内镜下用测量尺测量大小。
d EUS 下测量病变大小。

均无异常。

内镜检查 直肠下部距肛门外缘 4cm（距齿状线 2cm）见一边缘陡峭、质地硬的黏膜下肿物，色调微黄。反转观察可以确认和齿状线的位置关系（**图 1a**）。散布色素靛胭脂放大观察，病变表面黏膜正常，顶部可见中心凹陷（**图 1b**）。常规内镜下用测量尺测量大小 14mm（2mm/1 格）（**图 1c**）。超声内镜（endoscopic ultrasonography，EUS）下测量大小 13mm。EUS 所见为主体位于第 3 层、境界清楚的低回声肿物，第 4 层结构完整，诊断深度为 cT1（**图 1d**）。

首次诊断和治疗 根据活检组织诊断 NET，腹部增强 CT、肺 CT 和胸部 X 线检查及腹部超声检查未见其他脏器转移。但是，盆腔 MRI 检查提示左前方见肿大的淋巴结（约 10mm）。临

床诊断原发病灶 13mm（11mm 以上）、cT1，但是由于影像检查怀疑有淋巴结转移，初次治疗做了超低位前方切除术（very low anterior resection，VLAR）并行淋巴结清除。影像提示的侧方淋巴结有 1 处阳性，其余 19 个清除的淋巴结（D3 廓清）均为阴性。初次诊断为 NET G1，T1，N1，M0（Stage Ⅲ）。

病理组织学诊断 肿瘤细胞主体呈巢状或带状结构排列。可明显见到肿瘤在深部呈条索样浸润在间质内。免疫组织化学染色 Syp 和 CgA 阳性。术前 EUS 图像和切除病灶放大图像一致，肿瘤达黏膜下层深部（接近肌层），肿瘤深部的间质部分也显示出不均匀的回声（**图 2a ~ d**）。肿瘤深部黏膜下层内见淋巴管浸润（**图 2e**）。50 个高倍视野中核分裂象不到 2 个，并且，Ki-67

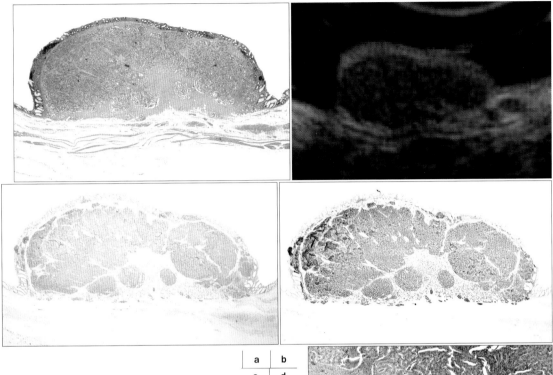

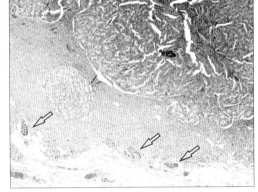

■图2 切除的原发病灶病
理图像
a 放大像（HE 染色）。
b 与 EUS 所见对比。
c Syp 染色。
d CgA 染色。
e 淋巴管浸润（黄色箭头）。

（MIB1）增殖指数在 hot spots（核阳性率最高的区域）≤ 2%，诊断为 NET G1（**图 3**）。

盆腔 MRI 检查　术前盆腔 MRI 在弥散条件下，T1 加权像时左侧可疑见约 10mm 肿大淋巴结（**图 4a,b**）。术中摘除同部位淋巴结（No.283）快速冰冻病理检查，确定为 NET 转移（**图 4c**）。

治疗经过　初次治疗 6 个月后行 FDG-PET（fluorodeoxyglucose positron emission tomography）/CT，未见明确的显示转移的浓聚影像。然而 1 年后（治疗 18 个月后）全身 FDG-PET/CT 出现了右肺上叶浓聚影像（**图 5**）。追加肺 CT 检查，右肺上

叶见 11mm × 9mm 实性结节，可疑 NET 转移。此后追踪右肺上叶结节影的推移变化如**图 6**所示。同时，在左肺下叶与原来诊断肺气肿条索样影相重叠部位见 24mm × 16mm 结节，为除外原发性肺癌，行支气管镜下吸引法脱落细胞检查，细胞病理诊断可见散在的类癌细胞团，诊断直肠 NET 双侧肺转移（**图 7**）。开始采用奥曲太肌注治疗，后来由于出现腹泻症状停用，改为放射治疗（60Gy）。但肺转移灶有增大趋势，后来以保守治疗为主，现在是首次治疗后 38 个月，随访观察中。随访中未见局部再发及肝转移等表现。

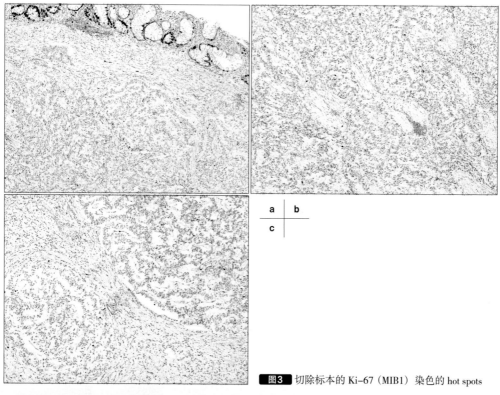

图3 切除标本的 Ki-67（MIB1）染色的 hot spots

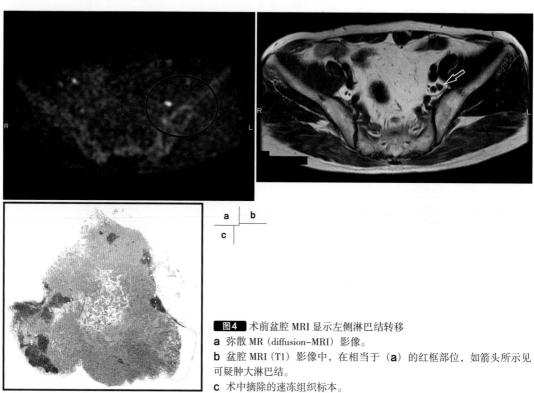

图4 术前盆腔 MRI 显示左侧淋巴结转移

a 弥散 MR（diffusion-MRI）影像。

b 盆腔 MRI（T1）影像中，在相当于（**a**）的红框部位，如箭头所示见可疑肿大淋巴结。

c 术中摘除的速冻组织标本。

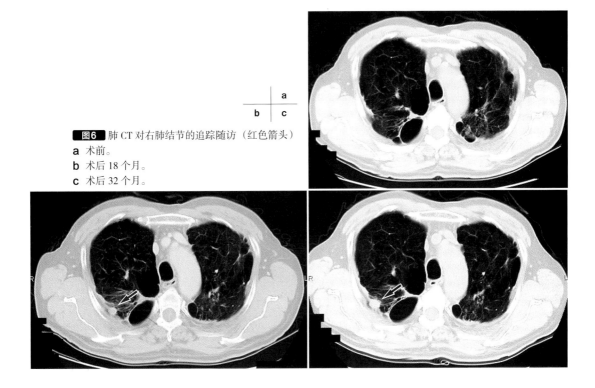

a | b | c

图5 FDG-PET（全身）追踪随访。向右肺上叶浓聚（红色箭头）
a 术后6个月。
b 术后18个月。
c 术后38个月。

	a
b	c

图6 肺CT对右肺结节的追踪随访（红色箭头）
a 术前。
b 术后18个月。
c 术后32个月。

讨论

关于直肠NET的淋巴结转移率，据报道肿瘤直径10mm以上时转移率高达20%[4, 5]。据作者所在医院2009年进行的独家数据229例的追踪性研究显示，10mm以下和11mm以上病灶的淋巴结转移率有统计学差异，原发灶10~20mm

者转移率高达54.5%[6]。并且，对肿瘤直径、中心部凹陷和脉管浸润（特殊免疫组化染色下）进行多变量分析结果显示，肿瘤直径和脉管浸润为淋巴结转移的独立危险因素[6]。由于当时还没有统一的依据Ki-67（MIB1）增殖指数进行分期的诊断方法，所以没有将其作为转移预测因素设计到其中进行分析研究。而在2006年，作者对所

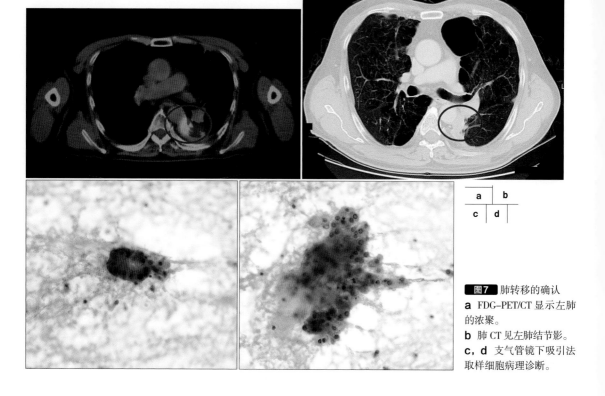

a	b
c	d

图7 肺转移的确认
a FDG-PET/CT 显示左肺的浓聚。
b 肺 CT 见左肺结节影。
c, d 支气管镜下吸引法取样细胞病理诊断。

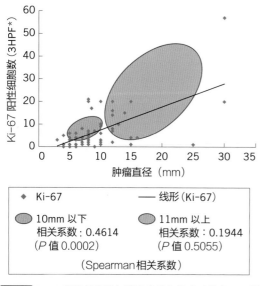

图8 Ki-67 阳性细胞数与肿瘤直径的关系（检索がん研有明病院 2001-2005 年 74 例病变结果）
＊：高倍放大视野下 3 个 hot spots视野的细胞数。

在医院切除的 74 例病变进行了 Ki-67 阳性细胞数和肿瘤直径与病理组织学相关性的研究。考虑到病理医生间的差别，参照活检时取 3 个部位标本进行病理诊断的临床意义，我们设计了 Ki-67（MIB1）和细胞角蛋白 AE1/AE3 二重染色。对切除的标本在 3 个视野的 hot spots 检测了 Ki-67 阳性细胞数。将 10mm 以下和 11mm 以上病变分别统计，结果显示 NET 的 Ki-67 阳性细胞计数和肿瘤直径大小有较大的相关倾向（图8）。就是说，直肠 NET 肿瘤直径可能与肿瘤分期具有同等的临床意义。另外，关于深度诊断，由于直肠 NET 在早期就占据黏膜下层增殖，大多与肿瘤容积（volume）有关向深部进展。肿瘤向肌层的浸润不仅关乎淋巴结转移，也是与远隔转移相关的重要因素。

对于 cT1 期的 NET G1 病变，一般很少做外科手术切除并清扫淋巴结，作者所在医院对初次诊断时肿瘤直径 11mm 以上，或者由于局部切除后脉管浸润阳性者行淋巴结清扫的患者中，有 8

表1 在作者所在医院可重新会诊讨论病理组织的 8 例伴淋巴结转移的 NET G1 病例

病例	肿瘤直径	形态	深度	脉管浸润	初次诊断	实施的治疗	转归
1	15mm	中心凹陷	pT2	ly（−） v（+）	T2 N1 M0	LAR	15 年无复发
2	15mm	中心凹陷	pT2	ly（−） v（−）	T1 N2 M1 同时性肝转移	初次：他院手术后肝 脏复发，行 TAE	术后第 8 年因骨转移、 肝功能衰竭死亡
3	12mm	中心凹陷	pT1	ly（+） v（+）	T1 N1 M0	LAR	存活 11 年他院随访中
4	8mm	平坦	pT1	ly（−） v（+）	T1 N1 M0	EMR–C 后病理诊断→ 追加 LAR	存活 10 年他院随访中
5	5mm	平坦	pT1	ly（−） v（+）	T1 N1 M0	EMR–C 后病理诊断→ 追加 LAR	5 年无复发
6	10mm？ (断端阳性)	平坦	TX	ly（−） v（+）	T1 N1 M0	初次：TAR 腹部 CT 显 示左侧盆腔淋巴结转 移追加 LAR	存活 10 年他院随访中
7	11mm	中心凹陷	pT1	ly（++） v（+）	T1 N3 M0	LAR	5 年无复发
8 本文病例	13mm	中心凹陷	pT1	ly（++） v（+）	T1 N1 M0	LAR	18 个月后 PET/CT 提示 肺转移，支气管活检诊 断肿瘤转移

LAR：低位前切除术；TAE：经导管动脉栓塞术；EMR-C：透明帽辅助的内镜黏膜下切除术；TAR：经肛门局部切除术

例（5%，同时期 G1 病例 174 例）见所属淋巴结转移（**表1**）。全部是用切除的原发病灶标本根据 hot spots 判定，对于初次在他院治疗的病例，我们借回原发病灶标本进行再次判定。淋巴结转移阳性的 NET G1 病例肿瘤直径平均 11mm（5～15mm），除 2 例以外直径都超过 10mm。7 例脉管浸润（ly 或 v）阳性。远隔转移情况，除本例以外只有 1 例 15mm 的 pT2 病例在初次就诊时就确定有肝转移。随访观察中出现远隔转移的只有本文 1 例。我们认为，关于异时性再发或远隔转移，即使对于 NET G1 病变，也与初次诊断时肿瘤直径，病变深度，同时性转移等疾病分期相关的因素有较大关系。

远隔脏器转移的好发部位绝大多数在肝脏[7]，Soga[8] 报道淋巴结转移 60.3%，肝脏 58%，其次为骨骼 9.4%，肺转移少见。本例判定的肺部肿瘤也不能完全排除肺类癌，但是肺部多灶性类癌未见有过报道，我们根据直肠 NET 切除后在随访中出现的两肺病灶，诊断为肺转移。

总结

本文报告了 1 例 NET G1 肺转移的少见病例，肿瘤直径 13mm，伴中心部凹陷，脉管浸润也呈阳性，浸润深度 pT1，伴侧方淋巴结转移，我们认为这是 1 例在初次诊断时就有较高转移风险因素的病例。

参考文献

[1] Bosman FT, Carneiro F, Hruban RH, et al（eds）WHO Classi-fication of Tumors of the Digestive System. IARC Press, Lyon, pp 10-417, 2010
[2] 日本神経内分泌細胞腫瘍研究会（編）. 膵・消化管内分泌腫瘍（NET）診療ガイドライン 2015年，第1版. 金原出版，2015
[3] 岩渕三哉，須貝美佳. 大腸の神経内分泌腫瘍の病理診断. 杉原健一（監），五十嵐正広，渡邊聡明，大倉康男，他（編）. 大腸疾患NOW 2015. 日本メディカルセンター，pp 61-75, 2015
[4] 斉藤裕輔，岩下明德，飯田三雄. 大腸カルチノイド腫瘍の全国集計—大腸カルチノイド腫瘍の治療方針. 胃と腸 40：200-213, 2005
[5] Soga J. Early-Stage carcinoid of the gastrointestinal tract：an analysis of 1914 reported cases. Cancer 103:1587-1595, 2005
[6] Kasuga A, Chino A, Uragami N, et al. Treatment strategy for rectal carcinoid：A clinicopathological analysis of 229 cases at a

single cancer institution. J Gastroenterol Hepatol　27:1801-1807, 2012

[7] Nagata K, Tajiri K, Shimada S, et al. Rectal neuroendocrine tumor G1 with a solitary hepatic metastatic lesion. Intern Med 56:289-293, 2007.

[8] Soga J. Carcinoids of the rectum : an evaluation of 1271 reported cases. Jpn J Surg　27:112-119, 1997

Summary

Neuroendocrine Carcinoma Classified as G1(NET G1)
with Synchronous and Metachronous Metastases,
Report of a Case

Akiko Chino[1], Shoichi Saito,
Manabu Takamatsu[2], Masashi Ueno[3],
Fuyuki Tagao[1], Daisuke Ide,
Yoshiro Tamegai, Masahiro Igarashi,
Hiroshi Kawachi[2], Noriko Yamamoto

A 65-year-old male presented with a submucosal tumor with central depression in his lower rectum. Initial endoscopic findings revealed that the tumor was 13mm in diameter, and its clinical depth was classified as T1. The patient underwent very low anterior resection with radiological resection of lymph nodes ; therefore, the neuroendocrine tumor was reclassified as G1 (NET G1), pT1, N1, M0, stage III. After 18 months, FDG-PET revealed FDG accumulation in the lungs, and multiple lung metastases were diagnosed by bronchoscope guided (fine-needle aspiration extology) fine-needle aspiration cytology. The patient was observed for three years under supportive care. "Hot spots" under Ki-67/MIB-1 staining helped in the assessment and total surgical removal of NET G1. Such a case of NET G1 with metachronous metastasis is rare and would not have been predicted at the initial stage on the basis of the size and depth of the tumor and synchronous metastasis.

[1] Division of digestive endoscopy, Cancer Institute Hospital of Japanese Foundation for Cancer Research, Tokyo

[2] Division of Pathology, Cancer Institute Hospital of Japanese Foundation for Cancer Research, Tokyo

[3] Division of digestive surgery, Cancer Institute Hospital of Japanese Foundation for Cancer Research, Tokyo

主题病例

1 例伴有淋巴结转移的十二指肠内分泌细胞瘤（G1）

赤坂 理三郎[1]

川崎 启祐

朝仓 谦辅

山口 智子

鸟谷 洋右

梁井 俊一

永塚 真[2]

上杉 宪幸

肥田 圭介[3]

中村 昌太郎[1]

菅井 有[2]

松本 主之[1]

摘要●患者男性，40 岁左右，因为体检行上消化道内镜检查提示十二指肠黏膜下肿瘤而来作者所在医院，上消化道 X 线和内镜检查发现十二指肠球部前壁约 20mm 大小表面光滑的黏膜下肿瘤样的隆起。超声内镜检查提示是以侵及第 3 层为主的呈均匀低回声表现的肿瘤。活检未能确定诊断，于是施行了幽门侧胃切除。肿瘤主要局限于黏膜下层，最长径约 12mm，接近幽门环，由嗜铬粒蛋白 A 阳性的小圆形细胞构成，核分裂象 1/50 视野，Ki-67 标识率 1.5%。由此诊断为消化道内分泌细胞瘤（NET），组织分型 Grade 1（G1）。在本病例中发生了胃窦幽门的淋巴结转移。

关键词　神经内分泌瘤　十二指肠　淋巴结转移

[1] 岩手医科大学医学部内科学讲座消化器内科消化管分野
　〒020-8505 岩手县盛冈市内丸 19-1
[2] 同　病理诊断学讲座
[3] 同　外科学讲座

前言

本国（日本）的消化道内分泌细胞瘤（neuro endocrine tumor；NET）的全国调查研究结果提示，在消化道 NET 中十二指肠 NET 约占 16.7%，是仅次于直肠的第二好发部位[1]。在消化道 NET 中，针对那些直径超过 10mm、怀疑固有肌层及更深层浸润、内镜切除后明确切缘阳性或者脉管浸润阳性的病变，推荐行手术切除并淋巴结清扫[2]。此外，目前通过组织学的核分裂象和 Ki-67 标识率已经可以对 NET 的恶性程度进行分类评估，那些在 400 倍放大 10 个视野的观察中核分裂象不足 2 个视野，或者 Ki-67 标识率不足 2% 的病例，统统归于低度恶性（G1）的范围[3]。本文中笔者团队发现了 1 例伴有淋巴结转移的十二指肠 NET G1，下面将结合已查询的文献向大家展示。

病例

患者：男性，40 岁左右。

主诉：寻求精细检查。

家族史：母亲曾患胃癌。

既往史：无特殊。

个人史：无吸烟史，偶有饮酒。

现病史：201X 年接受了针对胃癌的健康体检，上消化道 X 线造影检查提示十二指肠隆起型病变，在当地医院接受了上消化道内镜检查，明确了该部位的隆起型病变，为求进一步诊治而至我科。首次就诊查头颈部、胸部、腹部无明显异常，辅助检查血常规、血生化均无异常，CEA

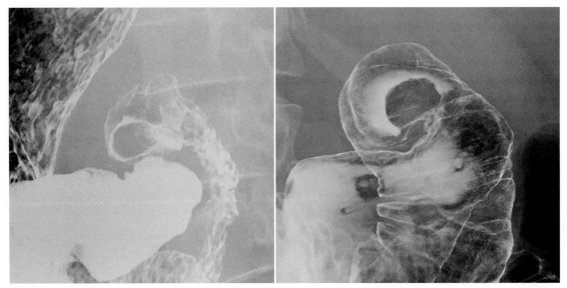

图1 上消化道 X 线造影表现，半立位俯卧位第一斜位图（**a**）和俯卧位气钡造影（**b**），可见十二指肠球部前壁表面光滑的隆起型病变

a | b

稍高，为 5.2ng/ml。

胃 X 线造影表现 俯卧位第一斜位（半立位）（**图1a**）和俯卧位气钡造影（**图1b**）可见十二指肠球部表面光滑的隆起型病变。无明显的皱襞纠集及钡斑。

上消化道内镜检查（esophagogastroduodenoscopy，EGD）提示 幽门管前壁被向十二指肠球部牵拉（**图2a**），幽门管开放时该部位有茎样的改变（**图2b**）。幽门管的近景观察可见与茎部相连披覆正常黏膜的隆起性病变（**图2c，d**），靛胭脂染色后行放大内镜观察提示隆起表面披覆腺上皮样的非肿瘤性黏膜（**图3**），应用 12MHz 超声内镜（endoscopic ultrasonography，EUS，**图4**）小探头观察，可见病变位于第 2 层及第 3 层，内部回声相对比较均匀，回声水平与黏膜下层相当，肿瘤区域与第 4 层可以明显区分。

造影 CT 所见 可见对十二指肠球部造影有影响的肿瘤。周围无明显肿大淋巴结。

诊疗经过 考虑为幽门管上发生的充实性黏膜下肿瘤，活检时未能取到黏膜下层的肿瘤组织，因为部位比较别扭，难以施行 FNA（fineneedleaspira- tion），尝试内镜下黏膜切除术时因为无法观察病变的全体，也只能放弃。最终考虑需要鉴别炎性纤维性息肉或者 NET，施行了腹腔镜辅助下幽门侧部分胃切除术及淋巴结清扫。

切除标本的肉眼观察 为光滑的隆起性病变，顶端凹陷，累及幽门管及十二指肠球部前壁（**图5a**）。如**图5b**所示将病变分割制作标本观察，明确了位于幽门管十二指肠球部方向呈灰白色断面的充实性肿瘤，根据最大断面判断肿瘤的大小为 12mm × 10mm（**图5c**）。

病理组织学表现 肿瘤的口侧披覆胃黏膜，而肛侧披覆十二指肠黏膜（**图6a，b**，黑色箭头为黏膜移行区域）。肿瘤组织的构成主体是丝带状排列的肿瘤细胞，也有部分呈条索状，而非胞巢状（**图6c，d**）。间质可见毛细血管增生，肿瘤细胞的核异形较少，呈类圆形。有微细颗粒状的核染色质，在 10 个视野中核分裂象不到 1 个视野。

免疫组化提示肿瘤细胞的嗜铬蛋白 A（**图7a**）和突触素（**图7b**）阳性。Ki-67 的标识率为 1.5%（**图7c**）。因此诊断为 NET G1。

淋巴转移及脉管转移阴性，切缘阴性。但是

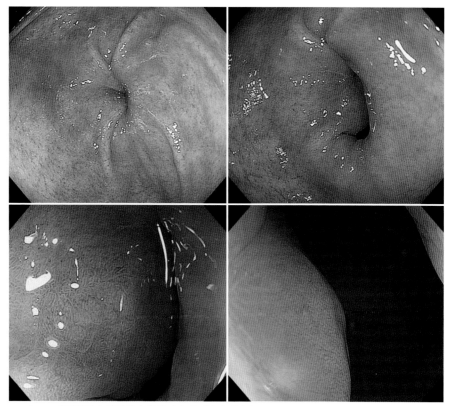

a	b
c	d

图2 上消化道内镜镜下表现（白光观察）

a 幽门管前壁被向十二指肠球部牵拉。

b 幽门管前壁至十二指肠球部可见茎样的结构。

c 可见与茎部相连披覆正常黏膜的隆起性病变。

d 隆起性病变的口侧披覆非肿瘤性的胃黏膜。

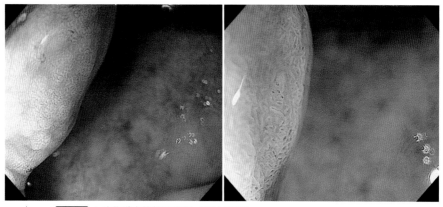

a	b

图3 上消化道内镜镜下表现（放大观察）

a 隆起表面披覆腺上皮样的非肿瘤性黏膜。

b 隆起表面可见规整的腺上皮腺管开口。

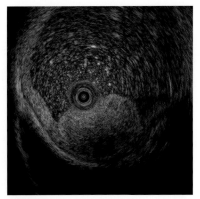

图4 EUS 图，病变位于第 2～第 3 层，是内部回声比较均匀的肿瘤

在 18 组淋巴结清扫后的检查中，可见 1 个幽门下淋巴结有转移（**图8**）。

术后 没有明显并发症，随即出院，术后 10 个月无再发及转移。

讨论

Ito 等 [1] 针对 Neuroendocrine Tumor Workshop Japan 的登录病例进行的研究提示 [2]，消化道

NET 的患病数约为每 10 万人中有 3.5 人。而推测 1 年的新增病例数约为 2.1 人。其发病部位以直肠最为多见，约占 55.7%，其次十二指肠（16.7%）和胃（15.7%）也属于好发部位 [1]。治疗上目前多根据不同的发生部位对应施治，2015 年发布的胰腺消化道内分泌肿瘤（NET）诊疗指南 [2] 中建议，肿瘤直径超过 1cm 的病例应进行包括淋巴结清扫的手术切除。然而，对于消化道 NET 的淋巴结转移率和预后的很多内容尚不明确。

在日本的单中心研究中，森山等 [4] 发现十二指肠 NET 的淋巴结转移率要低于小肠，而 Soga [5] 对 927 例十二指肠类癌（NET）的临床病理学特点进行研究时，对肿瘤直径和淋巴结转移的关系进行了探讨。结果提示肿瘤直径 5mm 以下的淋巴结转移率为 10.6%，6～10mm 的为 13.9%，11～20mm 的为 24.7%，21～50mm 的为 48.1%，51mm 以上的为 66.7%。随着肿瘤直径的增大，淋巴结转移率也相应升高 [5]。同样的，

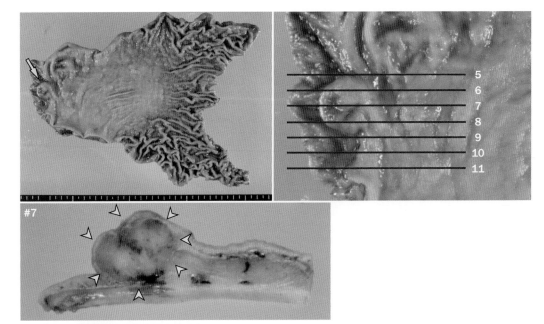

a	b
c	

图5 切除标本的肉眼观察
a 为光滑的隆起性病变，顶端凹陷，累及幽门管及十二指肠球部前壁（箭头）。
b 肉眼的放大观察图和切割线。
c 位于幽门管十二指肠球部方向呈灰白色断面的充实性肿瘤（箭头）。

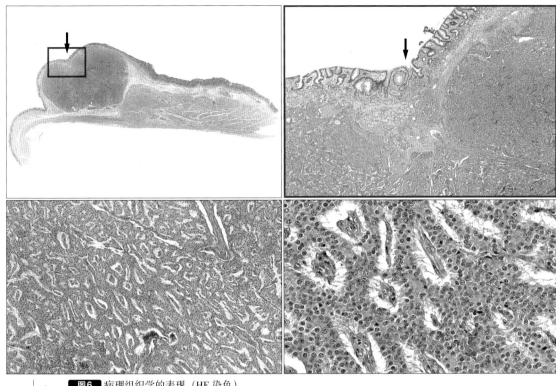

a	b
c	d

图6 病理组织学的表现（HE 染色）

a 放大镜观察。幽门管十二指肠球部的黏膜下层充实性肿瘤，箭头所指为胃和十二指肠黏膜的移行部。

b 低倍放大图。箭头所指为胃和十二指肠黏膜的移行部。

c 中倍放大图。可见丝带状排列的肿瘤细胞，也有部分呈条索状，而非胞巢状，间质可见毛细血管增生。

d 高倍放大图。肿瘤细胞的核异形较少，呈均匀的类圆形。有微细颗粒状的核染色质，在 10 个视野中核分裂象不到 1 个视野。

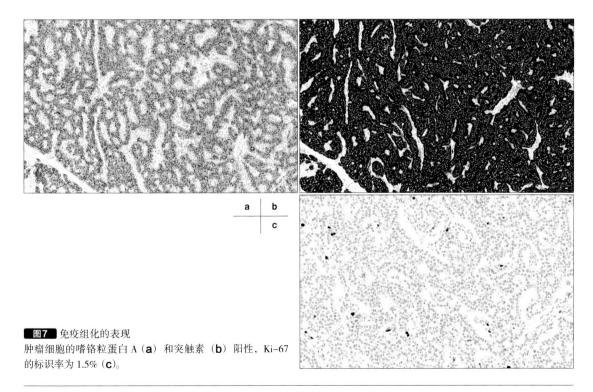

a	b
	c

图7 免疫组化的表现

肿瘤细胞的嗜铬粒蛋白 A（**a**）和突触素（**b**）阳性，Ki-67 的标识率为 1.5%（**c**）。

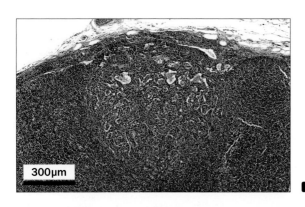

300μm

图8 幽门下淋巴结有转移

表1 日本十二指肠球部 NET 的报告（2010—2016 年）

病例	著者	年	年龄(岁)	性别	分类	肿瘤直径(mm)	中央凹陷	淋巴结转移	肝转移
1	金本等 [7]	2016	69	男	G1	10	有	无	无
2	赤木等 [8]	2016	61	男	G1	7	无	有	无
3	塚本等 [9]	2015	69	女	G1	8	有	有	无
4	同上	2015	73	女	G2	6	无记载	有	无
5	同上	2015	65	男	G1	8	无记载	有	无
6	児玉等 [10]	2014	68	男	G1	6.5	有	有	无
7	篠原等 [11]	2014	70	女	G2	20	有	有	无
8	花立等 [12]	2013	68	女	G2	8	无	无	无
9	同上	2013	48	女	G1	13	有	无	无
10	新井等 [13]	2012	57	男	G1	24	有	有	无
11	菅 [14]	2012	50	男	无记载	29	有	无记载	有
12	柳桥等 [15]	2011	65	女	无记载	7	无	有	无
13	細川等 [16]	2011	78	男	无记载	9	无	无	无
14	播磨等 [17]	2011	60	男	G1	14	有	无	无
15	林等 [18]	2010	95	女	G3	70	有	有	有
16	春木等 [19]	2010	73	男	G1	20	有	无	无
17	本病例	2016	40	男	G1	12	有	有	无

冈村等 [6] 也对 56 例十二指肠 NET 进行了研究，结果提示 10~20mm 的十二指肠 NET 的淋巴结转移率为 26.7%，而 20mm 以上的则达 42.9%。此外，冈村等 [6] 还在 35 例 20mm 以上的十二指肠 NET 中发现 1 例存在肝转移。由此我们可以看出，在十二指肠 NET 中即便是比较小的病变，它的淋巴结转移率也不会很低，所以在选择治疗方法时，一定要考虑淋巴结转移的可能性。这一点尤为重要。

我们的这个病例中 NET 在十二指肠球部，淋巴结转移阳性，于是我们检索了 2010-2016 年医学中央杂志，针对淋巴结转移和肝转移进行了研究，表1 总计检索出的十二指肠 NET 病例 16 例 [7-19] 及我们的病例总计 17 例的临床病理学特点。结果提示 17 例中的 11 例（64.7%）淋巴结转移阳性，按照不同肿瘤直径分析与转移率的关系，发现不足 10mm 的转移率为 62.5%（8 例中 5 例），10～20mm 的 50.0%（4 例中 2 例），超过 20mm 的 80.0%（5 例中 4 例）。此外，根据恶性程度分析与转移率关系，发现 G1 为 70.0%（10 例中 7 例），G2 为 66.7%（3 例中 2 例）。而 G3 的十二指肠 NET 仅有 1 例，淋巴结转移及肝转移均为阳性。由此可见，在十二指肠的 NET 当中，球部的 NET 不论大小及恶性程度，其淋巴结转移的危险性都非常高。

我们这个病例的病变位于幽门管附近，X 线和内镜检查都难以观察病变全貌，肉眼观察病变中央部位伴有深坑样的凹陷，于是，我们又从前面文献中挑出那些没有肉眼观察只有内镜下表现来诊断的病例，或者根据肉眼表现就可以判断的病例，与我们的病例一起，就是否有明显的中央凹陷这个条件分别进行了淋巴结转移率的对比研究。结果提示，在 11 例肿瘤顶部有糜烂或者溃疡的病例中，有 8 例淋巴结转移，而无这些表现的 4 例中有 2 例淋巴结转移，前者的转移率似乎更高。但是，在这些文献报道的病例中，没有明确记载脉管因子及组织学转移风险因子的也不少，所以，针对十二指肠 NET 淋巴结转移的问题还需要今后积累更多的病例来进行进一步的研究。

总结

本文报道了 1 例最大直径 12mm 并伴有淋巴结转移的十二指肠 NET（G1），提示在十二指肠的 NET 当中，球部的病变不论大小及恶性程度，都会有淋巴结转移的危险性。

参考文献

[1] Ito T, Sasano H, Tanaka M, et al. Epidemiological study of gastroenteropancreatic neuroendocrine tumors in Japan. J Gastroenterol 45:234-243, 2010
[2] 日本神経内分泌腫瘍研究会（JNETS）膵・消化管神経内分泌腫瘍診療ガイドライン作成委員会（編）. 膵・消化管神経内分泌腫瘍（NET）診療ガイドライン, 第 1 版. 金原出版, 2015
[3] Bosman FT, Carneiro F, Hruban RH, et al（eds）WHO Classification of Tumours of the Digestive System, 4th ed. IARC, Lyon, 2010
[4] 森山智彦, 江﨑幹宏, 綾部俊一郎, 他. 十二指腸・小腸内分泌細胞腫瘍（カルチノイド）の臨床病理学的特徴. 胃と腸 48:993-1003, 2013
[5] Soga J. Endocrinocarcinomas（carcinoids and their variants）of the duodenum. An evaluation of 927 cases. J Exp Clin Cancer Res 22:349-363, 2003
[6] 岡村圭也, 長川達哉, 安保智典, 他. 十二指腸乳頭部カルチノイド腫瘍および胆管原発カルチノイド腫瘍の診断と治療. 胆と膵 28:173-180, 2007
[7] 金本斐子, 石井要, 武田利弥, 他. 同時多発性十二指腸神経内分泌腫瘍の 1 例. 日臨外会誌 77:1660-1665, 2016
[8] 赤木盛久, 隅岡正昭, 井川敦, 他. リンパ節転移を認めた径 7mm の十二指腸カルチノイドの 1 例. 広島医 69:492-497, 2016
[9] 塚本俊太郎, 寺島秀夫, 朴秀吉, 他. 腫瘍径 8mm でありながらリンパ節転移陽性であった十二指腸 neuroendocrine tumor-Grade 1 の 1 例. 日消外会誌 48:834-839, 2015
[10] 児玉創太, 姜貴嗣, 足立精, 他. 腫瘍径 6.5mm でリンパ節転移を認めた十二指腸カルチノイドの 1 例. 日臨外会誌 75:2763-2768, 2014
[11] 篠原健太郎, 平松和洋, 加藤岳人, 他. 幽門輪に隣接した十二指腸神経内分泌腫瘍の 1 例. 日臨外会誌 75:2199-2202, 2014
[12] 花立祥子, 鈴木崇久, 徳本憲昭, 他. 十二指腸に発生した NET に対して幽門側胃切除を施行した 2 例. 広島医学 66:622-627, 2013
[13] 新井修, 中山文夫, 國友忠義. 十二指腸カルチノイドの 1 例. Gastroenterol Endosc 54:3440-3441, 2012
[14] 菅一能. 肝転移を伴う十二指腸カルチノイド. PET Journal 17:46, 2012
[15] 柳橋浩男, 山本宏, 貝沼修, 他. 縮小化した転移リンパ節で診断された微小十二指腸カルチノイドの 1 例. 日臨外会誌 72:2019-2024, 2011
[16] 細川貴範, 中西裕之, 田中佳祐, 他. 内視鏡的粘膜下層剥離術にて治療し得た十二指腸カルチノイドの 1 例. Pro Dig Endosc 78:110-111, 2011
[17] 播磨博文, 仙譽学, 戒能聖治, 他. 術前診断に超音波内視鏡下穿刺吸引細胞診（EUS-FNA）が有用であった十二指腸カルチノイド腫瘍の 1 例. 山口医 60:243-248, 2011
[18] 林英次郎, 柴原弘明, 辻敦, 他. 十二指腸球部原発の神経内分泌細胞癌の 1 例. 日消誌 107:84-92, 2010
[19] 春木茂男, 河野辰幸, 永井鑑, 他. 十二指腸カルチノイドが併存する胸部食道癌に対し山岸式胃管再建術を施行した 1 例. 手術 64:539-542, 2010

Summary

A Case of Duodenal Neuroendocrine Tumor G1 with Lymph Node Metastasis

Risaburo Akasaka[1], Keisuke Kawasaki, Kensuke Asakura, Satoko Yamaguchi, Yosuke Toya, Shunichi Yanai, Makoto Eizuka[2], Noriyuki Uesugi, Keisuke Koeda[3], Shotaro Nakamura[1], Tamotsu Sugai[2], Takayuki Matsumoto[1]

A 49-year-old man underwent esophagogastroduodenoscopy for gastric cancer screening, which revealed a submucosal tumor-like lesion on the anterior wall of the duodenal bulb. Endoscopic biopsies failed to reveal a histological diagnosis. Given the possibility of neuroendocrine tumor（NET）, we performed a distal gastrectomy to remove the duodenal lesion. The size of the resected tumor was 20mm in its largest diameter. The histopathological and immunohistochemical examinations revealed the tumor to be a G1 grade NET, which had invaded the deep layers of the submucosa. One of 18 dissected lymph nodes was positive for metastasis. Our case suggests that duodenal NET has a potential for lymph node metastasis regardless of its histologic grade.

[1] Division of Gastroenterology, Department of Internal Medicine, Iwate Medical University, Morioka, Japan

[2] Department of Diagnostic Pathology, Iwate Medical University, Morioka, Japan

[3] Department of Surgery, Iwate Medical University, Morioka, Japan

主题病例

1 例伴有内分泌细胞癌分化的早期胃癌

北川 靖[1, 2]

大原 秀一[2]

岩间 宪行[3]

齐藤 绂树[2]

大原 祐树

清水 贵文

祢津 宁子

玉渊 泰史

半田 朋子

近藤 穣

斎藤 晃弘

白木 学

小岛 康弘

滨田 史郎

摘要●患者男性，70 多岁。食管癌内镜治疗后复查胃镜时发现胃体上部前壁一处伴有周边隆起的凹陷性病变。活检诊断为高分化管状腺癌。放大内镜观察见凹陷边缘部的边界清晰，伴有不规整的颗粒乳头状构造。凹陷的大部分呈无构造表现，虽说这与高分化管状腺癌并不矛盾，但是却提示有合并低分化腺癌的可能。超声内镜（EUS）检查诊断为 SM2，属于外科手术的适应范围，但是应患者的强烈要求选择了相对适应的内镜下切除，病理诊断提示病变的主体仍是凹陷边缘的高分化管状腺癌，但凹陷的大部分为低分化腺癌，病变深部还伴有内分泌细胞癌分化并且向 SM 浸润。

关键词 胃内分泌细胞癌 早期胃癌 放大内镜 超声内镜 组织发生

[1] 白根胃腸クリニック 〒980-0011仙台市青葉区上杉2丁目1-30
   E-mail : yasushi.kitagawa.shirane.cl@gmail.com
[2] 東北労災病院胃腸科
[3] 同 病理診断科

前言

胃原发的内分泌细胞癌（endocrine cell carcinoma，ECC）是非常罕见的疾病，恶性程度非常高，进展迅速，预后不良[1-3]。下面笔者团队将介绍 1 例伴有 ECC 分化的早期胃癌。

病例

患者：男性，70 多岁。

主诉：无症状。

既往史：54 岁时因喉癌行咽部全切并游离空肠置换术，65～66 岁时因食管鳞癌行内镜下黏膜切除术（endoscopic mucosal resection，EMR）。

现病史：食管癌内镜下治疗后，定期内镜检查，20XX 年 4 月行上消化道内镜检查（esophagogastroduodenoscopy，EGD）时发现胃体上部前壁的新发病变。

查体及辅助检查：无特殊，肿瘤标示物（CEA，CA19-9）均正常。

EGD 观察 初诊发现时 EGD 提示胃体上部前壁直径约 1cm 的凹陷性病变，伴周边隆起（**图 1**），在凹陷边缘取活检后诊断为高分化管状腺癌，复查时发现病变周边呈增宽的缓坡样隆起（**图 2a**），虽然能看到局部的明显发红，但是没有明确的不规整表现，凹陷的边缘可以看到黏膜不规整，并且，在凹陷的内部形成了更深的凹陷区

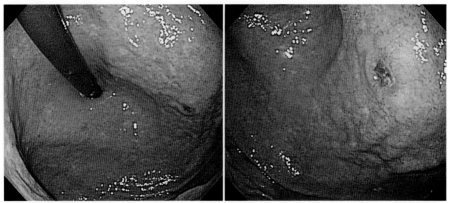

<table>
<tr><td>a</td><td>b</td></tr>
</table>

图1 发现病变时的 EGD 表现，胃体上部前壁可见伴有周边隆起的直径约 1cm 的凹陷性病变

a 远景观察。

b 中等距离观察。

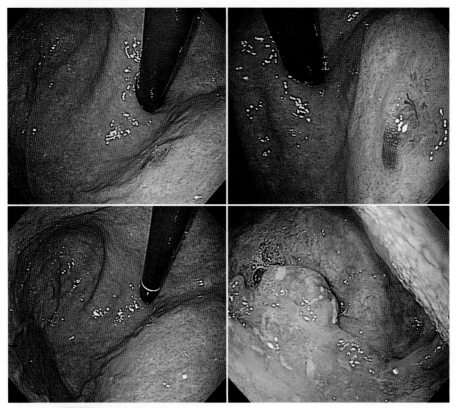

<table>
<tr><td>a</td><td>b</td></tr>
<tr><td>c</td><td>d</td></tr>
</table>

图2 复查时 EGD 观察

a 可见周边呈增宽的缓坡样隆起。

b 周边隆起处未见明显的不规整黏膜，但在凹陷的边缘可以看到黏膜不规整，并且在凹陷的内部形成了更深的凹陷区域，中心部的构造消失。

c 充气让胃壁伸展后再沿切线方向观察，可见病变未能表现出平坦化，因此怀疑为 SM 浸润。

d 在悬雍垂上也发现了不规整的黏膜，活检提示疑为鳞状上皮癌。

域，中心部的构造消失（**图 2b**）。充气让胃壁伸展后再沿切线方向观察，可见病变未能表现出平坦化（**图 2c**），因此怀疑为 SM 浸润。此外，在悬雍垂上也发现了不规整的黏膜（**图 2d**），活检提示疑为鳞状上皮癌。

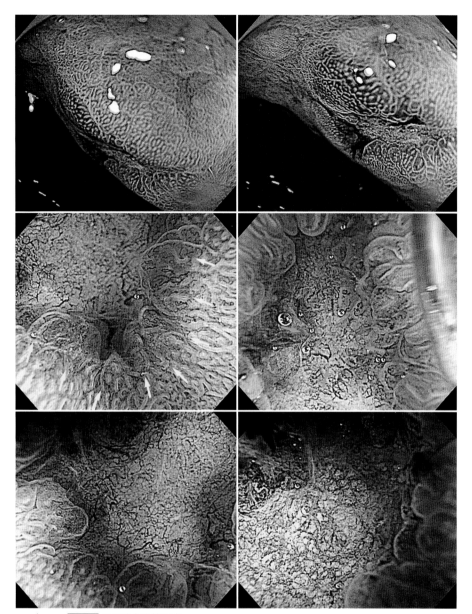

a	b
c	d
e	f

图3 NBI放大内镜观察

a，b 可见病变周围黏膜轻度萎缩，从周边隆起的缓坡起始部到顶部之间未发现明显的伴有DL的不规整黏膜微表面结构及微血管结构。

c 凹陷的边缘以颗粒乳头状构造为主体，白区（white zone）变得不明显，微小血管襻的形状也不一致，与周围的黏膜之间有明显的界线（DL，黄色箭头）。

d 中心的凹陷部位可见与小弯侧的边缘类似的表现，伴有可能是活检瘢痕引起的牵拉（蓝色箭头）。

e 凹陷的大部分无构造，可见无法形成血管网的不规整血管片段。

f 醋酸处理后，可见微细颗粒状的构造。

NBI（narrow band imaging）放大内镜

观察 可见病变周围黏膜轻度萎缩，从周边隆起的缓坡起始部到顶部之间未发现明显的伴有DL(demarcationline)的不规整黏膜微表面结构及微血管结构（**图3a，b**）。凹陷的边缘以颗粒乳头状构造为主体，白区（white zone）变得不明显，微小血管襻的形状也不一致，与周围的黏膜之间有明显的界限。这些表现与高分化管状腺癌

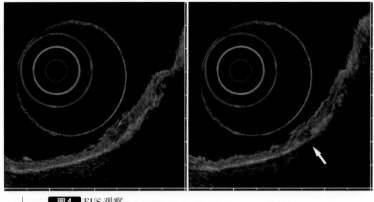

图4 EUS 观察

a 凹陷病变处的回声略低于周围的第 2 层，未见明确的第 3 层浸润。

b 在口侧的边缘部位，可见第 2、第 3 层内连续的低回声肿瘤，内部可见微小类圆形的更低回声区域（箭头）。

并不矛盾（**图 3c**）。中心的凹陷部位可见与小弯侧的边缘类似的表现，伴有可能是活检瘢痕引起的牵拉（**图 3d**），凹陷的大部分无构造，可见无法形成血管网的不规整血管片段（**图 3e**），醋酸处理后，可见微细颗粒状的构造（**图 3f**）。这与凹陷的边缘明显不同，怀疑是低分化腺癌。

超声内镜（endoscopic ultrasonography，EUS）观察 凹陷病变处的回声略低于周围的第 2 层，未见明确的第 3 层浸润（**图 4a**），但是，在口侧的边缘部位，可见第 2、第 3 层内连续的低回声肿瘤，内部可见微小类圆形的更低回声区域，考虑可能是扩张的腺管或者淋巴滤泡样的构造，怀疑是合并了黏液癌或者淋巴细胞浸润癌（**图 4b**）。浸润深度为 SM2。

综合以上表现，活检提示高分化管状腺癌、凹陷的大部分可疑低分化腺癌、浸润深度为 SM2，在 SM 浸润部位可能会混杂着特殊类型的肿瘤。虽然这是外科治疗的适应证，但患者喉癌术后，还要进行悬雍垂病变的治疗，并且患方拒绝侵袭性的治疗而希望行内镜下切除，因此，选择了相对适应的内镜下黏膜下层剥离术（endoscopic submucosal dissection，ESD）。

病理组织学表现 病变为 0–Ⅱc 型，大小约 8.5mm×6mm（**图 5**），在病理组织学检查中有两种图像，一种是病变的边缘区域及凹陷部位的小弯侧，表现为核大、染色质增加、N/C 比增大的异形柱状上皮所形成的单纯腺管或者包含背靠背（back to-back）型的杂乱、不规整的腺管，诊断为高 – 中分化管状腺癌（tub1，tub2）（**图 6c**）。另一种是病变中央的凹陷部，表现为 N/C 比增大、染色质增加的小型异形细胞形成的微小 – 小型的浸润癌灶（**图 6c**）。浅层为低分化腺癌（充实型，por1），而深层的异形细胞免疫组织化学染色局部突触素阳性，嗜铬粒蛋白 A 阴性。诊断为伴有 ECC 分化（**图 7**）。虽说在凹陷部位也有 SM 浸润，但最深的浸润还是病变口侧边缘的高分化管状腺癌的位置，这里的浸润还伴有腺管扩张，最深处达 1125μm（**图 8**）。另外，事先内镜检查时没有发现，在病变的大弯侧，从黏膜固有层深部开始到黏膜下层的浅层，有 ECC 的成分（**图 9**）。脉管侵袭和淋巴管侵袭均为阳性，静脉转移阴性，最终诊断为 poorly differentiated and tubular adenocarcinoma（por1>tub1，tub2），with focal differentiation to neuro endocrine carcinoma，pT1b2（1,125μm），int，INFb，ly（+），v（−），HM0，VM0。

我们用映射图分别表现病理组织类型和浸润深度（**图 10**），与镜下图片对比，凹陷部位小

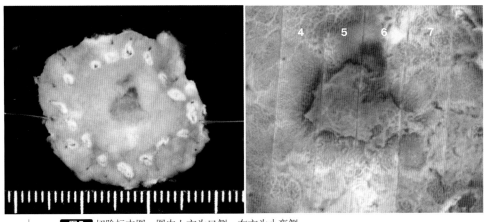

<table>
<tr><td>a</td><td>b</td></tr>
</table>

图5 切除标本图，图中上方为口侧，右方为小弯侧

a 大小约 8.5mm×6mm 的 0–Ⅱc 病变。

b 结晶紫染色后的切割图，病变在切片 4～切片 7。

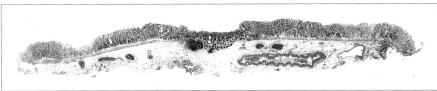

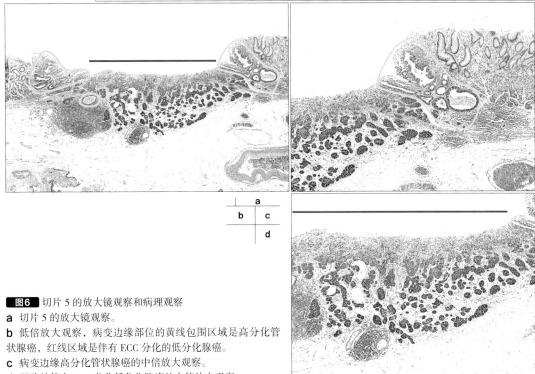

<table>
<tr><td></td><td>a</td></tr>
<tr><td>b</td><td>c</td></tr>
<tr><td></td><td>d</td></tr>
</table>

图6 切片 5 的放大镜观察和病理观察

a 切片 5 的放大镜观察。

b 低倍放大观察，病变边缘部位的黄线包围区域是高分化管状腺癌，红线区域是伴有 ECC 分化的低分化腺癌。

c 病变边缘高分化管状腺癌的中倍放大观察。

d 凹陷处伴有 ECC 分化低分化腺癌的中倍放大观察。

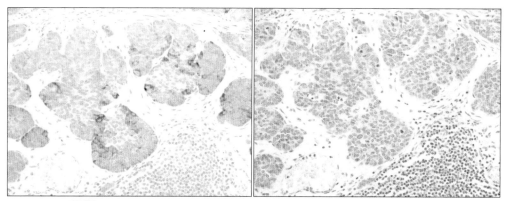

图7 切片 6 中凹陷深处的免疫组织化学染色图
a 突触素局部阳性。
b 嗜铬粒蛋白 A 阴性。

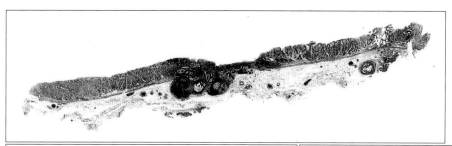

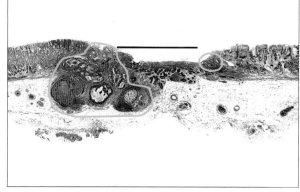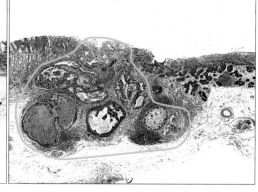

图8 切片 6 的放大镜观察和病理观察
a 切片 6 的放大镜观察。
b 低倍放大观察，病变边缘黄线包围的部分为高分化管状腺癌，红线的凹陷部分为伴有 ECC 分化的低分化腺癌。
c 病变边缘高分化管状腺癌的中倍放大观察，最深的浸润是病变口侧边缘的高分化管状腺癌的位置，这里的浸润还伴有腺管扩张，最深处达 1125 μm。

弯侧活检瘢痕旁边是高分化管状腺癌，与病理表现不矛盾（**图 11a，b**）。病变的大弯侧边缘是高分化管状腺癌，凹陷处是伴有 ECC 分化的低分化腺癌，跟 NBI 放大内镜观察的结果一致（**图 11c，d**）。病变中央靠近口侧边缘是最深处，EUS 提示为 SM 浸润的位置与此处相当，同时看

到微小的类圆形低回声构造考虑为扩张的腺管（**图 11e，f**）。

术后 根据病理结果建议患者追加外科手术治疗，患者拒绝，针对悬雍垂的病变，患者在外院耳鼻喉科接受了内镜下的治疗。后一直在作者所在科室定期复查。截至目前已经术后 3 年零

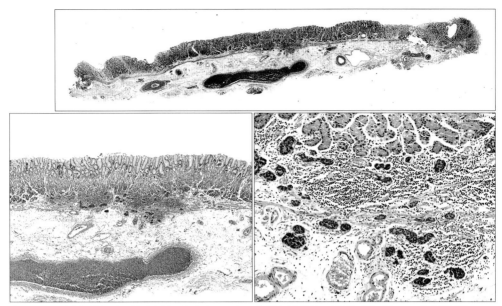

　　　　　　　图9 切片 4 的放大镜观察和病理观察，黏膜固有层深部到黏膜下层可见 ECC 成分的浸润
b｜c　　a 放大镜观察。
　　　　b 低倍放大观察。
　　　　c 中倍放大观察。

5 个月，所幸无再发。

讨论

　　胃的 ECC 是非常罕见的疾病，发病率只占全部胃癌的 0.2% ~ 0.6% [4, 5]。日比等 [3] 研究分析了本国（日本）的 71 个病例，发现 76.1% 是进展期癌，5 年生存率仅有 24.4%。另外，岩渊等 [1, 2] 的研究中提示，即使是早期癌，也会有 82.4% 的原发灶发生脉管侵袭，并且，术中、术后的转移率可高达 42.9%。观察期间（2 个月 ~ 7 年 3 个月）的癌死亡率为 18.8%。总体上是一种预后不良的疾病。

　　ECC 的组织发生特点有以下几个方面，① 继发于一般组织型腺癌；② 继发于类癌；③ 从非肿瘤性多能干细胞发生；④ 从非肿瘤性原始幼稚内分泌细胞发生。多数病例继发于腺癌，也就是说 1 的途径最常见 [6]。ECC 在 2010 年的 WHO 消化道肿瘤分型（以下简称为 WHO 分型）中与 poorly differentiated neuro endocrine carcinoma

相当 [7]，对于与腺癌共存时的组织学分型，本国（日本）与 WHO 分型不同，本国（日本）的分型对两者并存的病灶称为腺内分泌细胞癌，不管两者各自所占的比例是多少。而在 2010 年的 WHO 分型中，如果同一病灶中有腺癌成分和 NEC（neuro endocrine carcinoma）成分并存，并且各自都占 30% 以上时，定义为 MANEC（mixed adeno neuro endocrine carcinoma），而当 NEC 成分不足 30% 时，则归于腺癌的分型 [8]。我们这个病例腺癌与 ECC 并存，按照日本的标准，属于腺内分泌细胞癌，但 NEC 成分不足 30%，考虑到可能是占病变大部分的低分化腺癌在向深部浸润时分化成了 ECC，最终诊断为 poorly differentiated and tubular adenocarcinoma with focal differentiation to neuro endocrine carcinoma。

　　对于肉眼分型，在进展期癌中 2 型最为多见，占 80.4%。在早期胃癌中，没有 0-Ⅱc 型，而Ⅱc+Ⅱa 型最多，占 68.2% [9]。在 ECC 成分与腺癌并存时，ECC 量少则呈腺癌的肉眼表现，

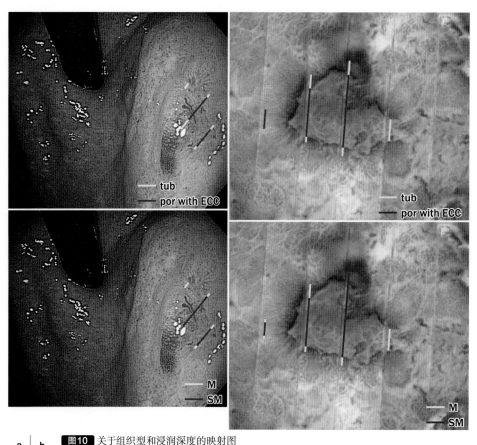

<table>
<tr><td>a</td><td>b</td></tr>
<tr><td>c</td><td>d</td></tr>
</table>

图10 关于组织型和浸润深度的映射图

a，b 组织型的映射图，黄线部分是高 – 中分化管状腺癌，红线部分是伴有 ECC 分化的低分化腺癌 （**a**：内镜图；**b**：大体标本）。

c，d 浸润深度的映射图，黄线部分是浸润深度 M，红线部分是浸润深度 SM （**c**：内镜图；**d**：大体标本）。

如果 ECC 在腺癌的黏膜深部及黏膜下层旺盛地增殖，可能就会表现为顶端伴有糜烂或者溃疡的黏膜下肿瘤样隆起，也可能是溃疡局限型进展期癌的肉眼形态[1, 10]。我们这例肉眼分型是 0- Ⅱ c 型，与前面所述似有矛盾，分析原因应该是病变的大部分都是腺癌，ECC 的特点还没有形成，所以肉眼形态很难考虑 ECC。

NBI 放大内镜观察能够诊断病变边缘部位的高分化管状腺癌和占大部分凹陷部位的低分化腺癌，但并不能判断合并 ECC。目前 ECC 的典型 NBI 放大内镜下表现还不为人知，还需通过积累更多的病例观察总结。

我们的病例因为开始时患者就拒绝外科手术，仅希望内镜下治疗，并且虽然怀疑凹陷部位的低分化癌可能混有特殊类型肿瘤，但考虑可以内镜下切除后一起将标本送检，所以就省去了凹陷处的二次活检。如果在 NBI 放大内镜观察怀疑时就再次活检，可能也会发现 ECC 的并存。这是我们应该反省的一点。

总结

本文结合文献的检索报道了 1 例伴有 ECC 分化的早期胃癌病例。本病例中的胃内分泌细胞癌处于早期刚刚开始向深部浸润的阶段，对于研

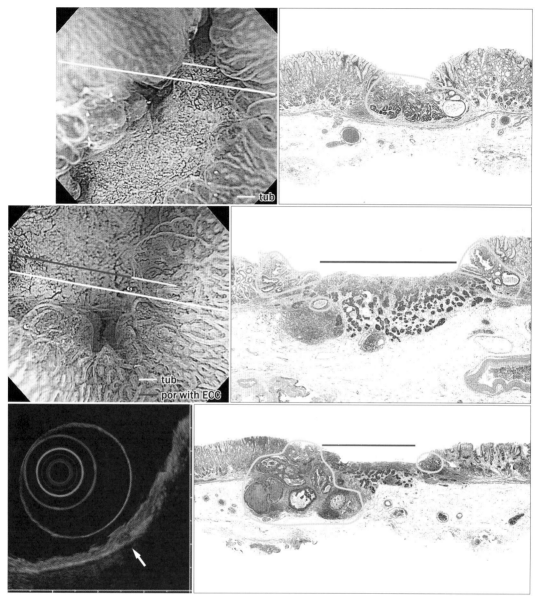

a	b
c	d
e	f

图11 检查的表现和病理表现的对比

a 凹陷部位小弯侧的 NBI 放大观察，白线为切割部位，黄线部位为高分化管状腺癌。

b 凹陷部位小弯侧的病理图，黄线包围的部位可见高分化管状腺癌。

c 凹陷部位大弯侧的 NBI 放大观察，白线为切割部位，黄线部位为高分化管状腺癌，红线部位为伴有 ECC 分化的低分化腺癌。

d 凹陷部位大弯侧的病理图，黄线包围的部位可见高分化管状腺癌，红线部位可见伴有 ECC 分化的低分化腺癌。

e 最深部位的 EUS 观察图。

f 最深部位的病理图，为 EUS 判断的 SM 浸润区域，考虑微小的类圆形低回声构造（**e** 中箭头）是扩张的腺管。黄线包围的部位可见高分化管状腺癌，红线部位可见伴有 ECC 分化的低分化腺癌。

究胃内分泌细胞癌的发生发展机制弥足珍贵。

致谢

　　本文中病理部分得到了滋贺医科大学临床检查医学教研室(附属医院病理诊断科)九嶋亮治老师的指导和帮助, 在此致以诚挚的谢意。

参考文献

[1] 岩渕三哉, 西倉健, 渡辺英伸. 胃と大腸の早期内分泌細胞癌—その特徴と発生. 消内視鏡　7:275-284, 1995

[2] 岩渕三哉, 草間文子, 渡辺徹, 他. 胃の内分泌細胞癌の特性. 病理と臨　23:966-973, 2005

[3] 日比知志, 寺崎正起, 岡本恭和, 他. 腺癌と共存した胃内分泌細胞癌の1例とわが国の報告71例の検討. 癌の臨　48:807-812, 2002

[4] Matusaka T, Watanabe H, Enjyoji H, et al. Oat cell carcinoma of tha stomach. Fukuoka Igaku Zasshi　67:65-73, 1976

[5] Watanabe H, Jass JR, Sobin LH. Histological typing of esophageal and gastric tumors, 2nd ed. Springer-Verlag, Berlin, pp 19-28, 1990

[6] 岩渕三哉, 渡辺英伸, 石原法子, 他. 消化管カルチノイドと内分泌細胞癌の病理—その特徴と組織発生. 臨消内科　5:1669-1681, 1990

[7] 日本胃癌学会(編). 胃癌取扱い規約, 第14版. 金原出版, 27, 2010

[8] 岩渕三哉, 渡辺徹, 本間陽奈, 他. 消化管内分泌細胞腫瘍の日本の分類と2010年WHO分類との対比. 胃と腸　48:941-955, 2013

[9] 西倉健, 味岡洋一, 渡邊玄. 胃内分泌細胞癌の病態・診断・治療. 臨消内科　21:1399-1408, 2006

[10] 小澤俊文, 和知栄子, 二村聡. 短期間に形態変化を来し, 粘膜内病巣に複数の組織型を併存した胃内分泌細胞癌の1例. 胃と腸　48:499-510, 2013

Summary

Early Gastric Cancer with Focal Differentiation to Endocrine Carcinoma, Report of a Case

Yasushi Kitagawa[1, 2], Shuichi Ohara[2], Noriyuki Iwama[3], Hiroki Saito[2], Yuki Ohara, Takafumi Shimizu, Yasuko Nezu, Yasushi Tamabuchi, Tomoko Handa, Yutaka Kondo, Akihiro Saito, Manabu Shiraki, Yasuhiro Kojima, Shiro Hamada

The patient was a 71-year-old man with a history of endoscopic treatment for esophageal cancer. Follow-up upper esophagogastroduodenoscopy revealed a depressed lesion with elevation at the periphery in the anterior wall of the gastric body. On biopsy, the lesion was diagnosed as well-differentiated adenocarcinoma. Magnified observation showed irregular granular or papillary structures with a demarcation line in the periphery of the depressed lesion. These findings were consistent with the diagnosis of well-differentiated adenocarcinoma, and the majority of the depressed lesion showed no structures suggesting the presence of poorly-differentiated adenocarcinoma. On endoscopic ultrasound, the lesion was classified as cTiB2 Although open surgery was indicated, endoscopic treatment was performed due to patient preference, and the lesion was endoscopically resected. Histological examination showed that the periphery of the depressed lesion was mainly well-differentiated adenocarcinoma while the central portion of the depressed lesion was mainly poorly-differentiated adenocarcinoma. Furthermore, the deep portion of the lesion had invaded the submucosal layer and contained cells that had differentiated into endocrine-cell carcinoma.

[1] Shirane Gastrointestinal Clinic, Sendai, Japan
[2] Department of Gastroenterology, Tohoku Rosai Hospital, Sendai, Japan
[3] Department of Pathology, Tohoku Rosai Hospital, Sendai, Japan

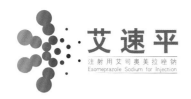

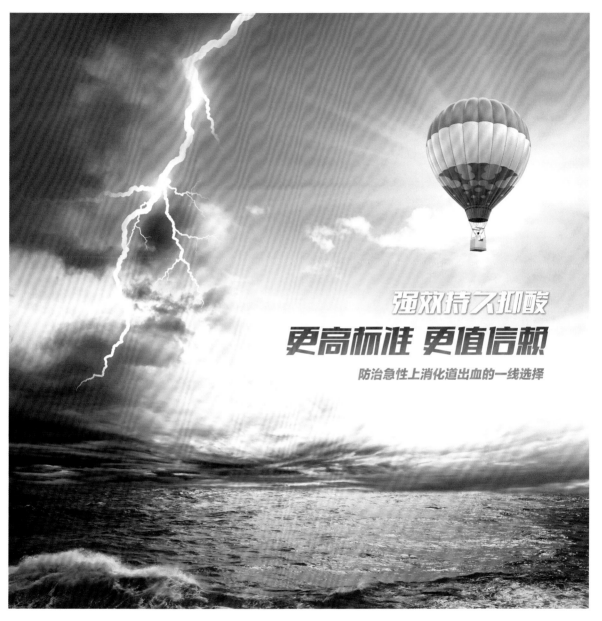

强效持久抑酸
更高标准 更值信赖
防治急性上消化道出血的一线选择

艾速平简要处方资料

【成　　分】 本品主要成分为艾司奥美拉唑钠。辅料为依地酸二钠、氢氧化钠。

【规　　格】 1.20mg（按$C_{17}H_{19}N_3O_3S$计）；2.40mg（按$C_{17}H_{19}N_3O_3S$计）。

【适 应 证】 1.作为当口服疗法不适用时胃食管反流病的替代疗法。

　　　　　　 2.用于口服疗法不适用的急性胃或十二指肠溃疡出血的低危患者（胃镜下Forrest分级IIc-III）。

【用法用量】 1.对于不能口服用药的胃食管反流病患者，推荐每日1次静脉注射或静脉滴注本品20～40mg。反流性食管炎患者应使用40mg，每日1次；对于反流疾病的症状治疗应使用20mg，每日1次。本品通常应短期用药（不超过7天），一旦可能，就应转为口服治疗。

　　　　　　 2.对于不能口服用药的Forrest分级IIc-III的急性胃或十二指肠溃疡出血患者，推荐静脉滴注本品40mg，每12小时1次，用药5天。

【包　　装】 中性硼硅玻璃管制注射剂瓶。1支/盒，10支/盒。

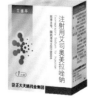

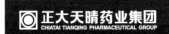

@ HTTP://WWW.CTTQ.COM　健康咨询热线: 800 828 5598

上架建议：消化内科／内镜技术

ISBN 978-7-5591-1355-9

9 787559 113559 >

定价：80.00 元